民国名家针灸讲稿

新国医针灸讲义六种

杨医亚 等 编著
杨克卫 等 校注

学苑出版社

图书在版编目（CIP）数据

新国医针灸讲义六种/杨克卫点校．—北京：学苑出版社，2016.10（2019.3 重印）

ISBN 978 – 7 – 5077 – 5067 – 6

Ⅰ．①新…　Ⅱ．①杨…　Ⅲ．①针灸疗法 – 中国 – 民国　Ⅳ．①R245

中国版本图书馆 CIP 数据核字（2016）第 182959 号

责任编辑：黄小龙
出版发行：学苑出版社
社　　址：北京市丰台区南方庄 2 号院 1 号楼
邮政编码：100079
网　　址：www.book001.com
电子邮箱：xueyuanpress@163.com
销售电话：010 – 67601101（销售部）67603091（总编室）
印　刷　厂：北京画中画印刷有限公司
开本尺寸：880 × 1230　1/32
印　　张：5.25
字　　数：165 千字
版　　次：2016 年 10 月第 1 版
印　　次：2019 年 3 月第 2 次印刷
定　　价：36.00 元

校注委员会

前　言

杨医亚教授，原名杨益亚，1914年出生，河南省温县人，中共党员，九三学社社员，河北中医学院教授。1934年考入近代名医施今墨先生主办的北京华北国医学院，在校学习期间受聘名医施今墨主办的《文医半月刊》任主编，1937年主办了《国医砥柱》月刊，其间发表了大量的针灸相关文章，1938年从北京华北国医学院毕业。1939年在北京创办了中国国医专科函授学校及中国针灸研究所函授部学习班，办学期间出版多部针灸著作，1943年受聘于北京华北国医学院任教授，1949年又被聘为该院院长。新中国成立后，辗转河北、天津等处任职编辑、教师等工作，1983年成立河北中医学院后，调任该院中医基础教研组主任、教授，直至1988年退休。

杨医亚先生于1939年在北京创办国医砥柱总社函授部，1943年4月更名为中国国医专科函授学校；在1939年还开办了中国针灸学研究所函授部学习班，培养了大量的针灸人才。因抗日战争爆发，中国国医专科函授学校、中国针灸学研究所函授部学习班暂停招生，直到1946年7月时局稳定后恢复招生。杨医亚先生在办学期间出版了多部针灸著作，其中包括《针科学讲义》《中国灸科学》《配穴概论》《孔穴学》《实用针灸治疗学》《袖珍针灸经穴便览》等，新中国成立后，上述著作亦有再版。1954年《近世针灸医学全书》出版，该书系由原来《针灸经穴学》《针科学》《灸科学》《配穴概论》及《实用针灸治疗学》等改编而成。据前言中载："本书是在北京创办中国针灸学术研究所时所编讲义。"杨医亚先生民国期间以《近世针灸医学全书》的出版进行了阶段性总结，至1998年由后辈整理修订重新编排出版的《杨医亚针灸学》，是对他的著作及学术思想的又一次总结。本书校注者所见民国时期出版的针灸著作，尚未得见民国时期出版的《针灸经穴学》，故此次没有收录《针灸经穴学》，为弥补遗憾，将《新国医讲义教材·针科》（天津国医函授学院编）收录，附在杨医亚先生著作5种后，如日后得见民国时期出版的《针灸经穴学》，再行重校增订补入。本次校对以1946年《针科学讲义》第三版、1946年《中国灸科学》第三版、1947年《配穴概论》《孔穴学》合订本、1948年《实用针灸治疗学》第五版为底本，参考1954年《近世针灸医学全书》进行校对，《新国医讲义教材·针科》（天津国医函授学院编）以1937年版校对，现就所见略做介绍如下。

《针科学讲义》，又名《中国针科学》，本书是为开办中国针灸学术研究社而编写的讲义，1938年刊行，1946年第三版，而后多次再版，惜各版未能全部得见，《中国针科学》为新中国成立后更名后再版。考《中国中医古籍总目》，《针科学讲义》1946年出版，根据所见1946年版版权所提示1946年应为第三版，《中国中医古籍总目》未注明版本情况；而《中国针科学》据《中国中医古籍总目》载1938年，杨医亚诊所铅印本，此本根据目前掌握材料推断，应为后期再版，而1938年当为《针科学讲义》初版时间，一书列了两个目，请同道明鉴，如若发现推断有错也请联系出版社，日后必定修订。全书内容包括：针术的定义，针之构造、种类、制法、选择，针刺之练习、方式、方向，针刺之手技，刺针刺激之强弱，注意事项、方法、适应症、禁忌等。杨氏是位经验丰富的医家，他重视针刺练习、针刺方法。书中对针术手法以及进出针时的注意事项等进行了详细的介绍，这些内容对临床针灸医生有很大的临床价值。

《中国灸科学》刊于1937年，1952年已经出至第六版。全书分19章，主要论述艾灸防病治病的作用与方法，包括阐述灸术的定义、种类、原料，以及灸术无瘢痕灸、有瘢痕灸及特殊灸3种，介绍灸法能加速血液循环、扩张血管、调节神经精神系统功能作用等，陈述施灸方法、适应证、禁忌证、取穴法等。全书言简意赅，是叙述灸科学的佳作。

《配穴概论》《孔穴学》民国时期两种合订一册，1937年初刊，1947年第四版，为《近世针灸医学全书》配穴概论及孔穴学的早期底本。《配穴概论》第一页题"配穴概论讲义"，首页记载配穴概念：配穴乃某穴之特性，与某穴之特性，互相往使，而成特效之功用，犹之用药，某药为君，某药为臣，相得益彰也。整个讲义介绍了"大椎—曲池—合谷"、"合谷—复溜"、"曲池—合谷"等31组穴位的功能主治，对临床颇有指导意义。《孔穴学》首页题"孔穴学讲义"，分第一章总论，介绍孔穴学之由来，为日本文部省经穴调查会审定之经穴也。文部省于大正二年组成调查会，由医学博士三宅秀，医学博士理学博士大泽岳太郎医学博士文学博士富士川游、富冈兵吉、町田泽文、吉田弘道等委员历时六年于660穴中删除无关重要之穴，得下记之120穴。此讲义用解剖学上之位置，俾读者得知孔穴准确之位置。第二章穴名及部位按头部颜面部颈部、胸部腹部、侧腹部、背部、肩胛部上肢部、下肢部等 6 节介绍人体穴位之定位，于临证取穴提供定穴标准。

《实用针灸治疗学》1937 年初刊，1948 年第五版，为《近世针灸医学全书》治疗学部分的早期底本。全书分 7 章，介绍疾病的原因、症状、疗法等，第一章循环器疾患分 3 节介绍疗法总论、心脏器疾患、心脏之神经疾患，第二章呼吸器疾病分 6 节介绍鼻、喉头、气管支、肺脏、肋膜相关疾患，第三章消化器疾患介绍口腔疾患，第四章泌尿器疾患分 2 节介绍肾脏、膀胱疾患，第五章介绍生殖器疾患，第六章介绍运动器疾患，第七章神经系统疾患分 4 节介绍末梢神经、脊髓、脑髓、官能的神经等疾患。整体来看，此书介绍病症接近新中国成立初期的疾病的分类，将西医的病名引进针灸讲义中，对后世影响巨大；此外书中对疾病的原因、症状、疗法等介绍颇详细，临床参校价值极大。

《新国医讲义教材·针科》约 1937 年成书，考《中国中医古籍总目》存两目：存 1937 年天津国医函授学院铅印本，新国医讲义 13 种尉稼谦编（存 9 种），藏山东中医药大学图书馆；存 1937 年天津国医函授学院铅印本，新国医讲义教材 14 种，又名天津国医函授学院讲义，天津国医函授学院编，藏于中国中医科学院图书馆、北京中医药大学图书馆、上海中医药大学图书馆、安徽省图书馆（残）。据目前所见材料来看，两目分列了作者及学校信息，应合为一目，是否存在再版重印尚待考证。《新国医讲义教材·针科》为 1937 年位于天津英租界三十二号路义里八号的天津国医函授学院印行的《新国医讲义教材》中的一种，现就所见略做介绍如下。

尉稼谦，中央国医馆董事，中华国医竞选会会长，原籍甘肃平番，乃六代家传世医，渠曾祖西泰公及甡峰公，世袭前太医院御医之职，著述等身，洎其尊翁松仙山府君，幼承庭训，中年挟技进宫，蒙圣赐二品顶戴双眼花翎。历任清朝北洋大臣李鸿章中堂府医官，后继任淮军医官、大清国立将弁堂医官、袁总统府医官等职，后辞差专志著书，行道济世，所遇奇症，皆笔于书，晚年倦游津门遂久居。民国三年津河东十字街邑神鲁云卿窦英堂捐房资，延翁创办竞进医馆，河北省之有国医教育者此其肇端也。尉稼谦院长，承世代之余绪，又兼任国立国医馆董事，以办现代新科学教育之精神，来改进中国医学。于民国十一年东渡友邦历访东洋各大名医，旋归，于同其尊翁仙逝，稼谦承先人之遗志，翌年将原有竞进医馆改组为天津国医学校，由河东迁移河北公园后教育厅旁。洎乎民国十五年秋，因学员增加，再迁法租界教堂西宝祥里，同年添设函授部。至民国二十一年迁来英租界三十二号路义庆里八号大楼，扩充为天津国医专修学院，函授部称为天津国医函授学院，历年学生统计逾 2000 人，函授则达万数，遍全球，董事116 位，俱系国内伟人巨公，年来分头募捐，基金充足，真实免费，力行义务教育。

天津国医函授学院办学分速成班、普通班、自修班三种，为提倡国粹，救济失学失业起见，免收学费，只收最少数之印刷费及邮费。学院设置会计课、秘书课、教务课、总务课、国医月报出版部、医药联合社、国医学术研究会、印刷部等部门，为办学进行服务。

《新国医讲义教材》为该院讲义，曾经国内诸大名医精心参校，遵中医考试之科目为标准，宗旨系改良古义，融会新知，尽量删除空洞玄谈，以中西合参科学方法阐明中国医学之真理。分23大学科分订精装24大册，分科如下：脏腑生理学科、切脉学科、内经病理学科、问症学科、望色学科、闻声学科、本草药物学科、伤寒学科、温病学科、时疫学科、杂病学科、妇产学科、儿科学科、临症实验录学科（即医案）、解剖学科、眼喉学科、外科学科、花柳学科、针科学科、正骨学科、按摩学科、精神学科、国药丸散膏单配制法学科。

此次整理选取自藏《新国医讲义教材·针科》进行点校，参考上海中医药大学赵毅老师提供《天津国医函授学院招生详章》梳理作者生平简介及学校办学情况，在此感谢赵毅老师的慷慨支持。感恩！

校注说明

1. 本书以自藏《针科学讲义》《中国灸科学》《实用针灸治疗学》《配穴概论》《孔穴学》《新国医讲义教材·针科》为底本重加校勘。

2. 凡繁体字统改为规范简体字，不出校，本书以点校为主，凡底本中的通假字或异体字、古今字、数字图码，统一为规范字，不出校，如刺戟、刺激；箇、筒；卽、即；痺、痹；枝、支；肢、支；瘖、暗；喝、喎；欬、咳；蚩、虻；撚、捻；蔴、麻；濇、涩；瘰癧、瘰疬；煖、暖；沈、沉；窊、髎等，其中俞、输等遵原文未做改动，读者明鉴。

3. 凡底本按文义疑有讹、脱、衍、倒之属而无据可改者，保留原文不动，出校存疑。底本中解剖名词与现行有区别者，遵原书未做改动，读者明鉴。

4. 为保持原著面貌，腧穴名、经络名等，原则上照原书不改。

5. 全书添加现行标点符号。原文中有简写书名或仅见篇名，如：《内经》简称经等，此次整理未做处理；如书名篇名同见，则处理为《灵枢·经水篇》形式。引文为意引者，引文前仅用冒号，不用引号，读者明鉴。

6. 原书有未排序者，今依照上下文新排序添加序号。原书以甲乙丙为排序标记，遵原文未做改动。

7. 原书为竖排版，今改为横排版，原指前后文顺序，如右、左，皆改为上、下。

8. 凡书中告示、广告等今一律删去，此次仅针对正文部分加以点校。

9. 为了便于读者参考学习，本次校对重排目录。原文段落不清者，今据文义适当划分，不出校记说明。

10. 书中行文多处从日本针灸文献翻译而来，如"加答儿为黏膜性病，偻麻质斯为风湿症"等，行文略显生涩，今未做改动，读者明鉴。

11. 由于参与校注整理工作的人员较多，水平不一，诸多方面尚未臻完善，希望专家、读者不吝赐教。

12. 选用参校书目：

《近世针灸医学全书》，千顷堂出版社，1954 年版，1955 年第 2 次印刷。

《实用针灸学》，东方针灸学社藏版，1932 年版。

《针灸大成》，人民卫生出版社 2006 年版。

《灵枢经》，人民卫生出版社 2006 年版。

《中国针科学》，杨医亚医师诊所，1938 年 7 月初版，1952 年 7 月第六版。

《针灸问对》（新安医籍丛刊），安徽科学技术出版社，1992 年版。

《黄帝内经素问》，人民卫生出版社 2005 年第一版，2008 年第 5 次印刷。

目 录

针科学讲义

中州杨医亚编辑

一、针术之定义

针术者，以一定之法则，用金属性所制之细针，以刺入身体之一定部位，如关节间两筋间，郄腘之处而刺入之，施一定之手法，加以一种机械之刺激其内部各组织、各神经系统，整其生浩机能之变调，以达治疗疾病之技术一种方法也。

二、针之构造

太古之时，仅有石针、竹针，以石或竹制，至后人至日启，如用铁针，较之以前进步多矣，但因有酸化作用而生锈，刺入时，易于折损，故现今专予斯业者，遂利用纯钢化合物制针，锐而滑利，坚柔而富有弹力，刺入之时不易折损，然亦以其好锈，有以金银所制之针，但无钢锈之滑利耳。

三、针之种类

太古之时，其针分为九种，名曰九针。九针之义，古人应九数。一曰镵针，取法于巾针，去末寸半卒锐之，长一寸六分，主热在头身也。二曰圆针，取法于絮针，筒其身而卵其锋，长一寸六分，主治分肉间气。三是①鍉针，取法于黍栗之锐，长三寸五分，主按脉取气令邪出。四曰锋针取法于絮针，筒其身锋其末，长一寸六分，痈疽热刺之以出血。五曰铍针，取法于剑针，长四寸，广二寸半，刺于痈肿以取大脓，或两热争者也。六曰圆利针，取法于牦尾，针微大其末，反小其身，令可深入也，长一寸六分，主取痈痹或暴气。七曰毫针，取法于毫毛，长一寸六分，主寒热痛痹在络也。八曰长针，取法于綦针，长七寸，主取深邪远痹者也。九曰大针，取法于锋针，其针微圆，长四寸，主取大气不出关节者也。

以上九种针，多不用于内科之疾病，专用于攻破肿疡等外科之手术，然今日外科医术进步，亦少应用矣，故今日针术，专用毫针，以治疗适应之疾病。毫针者以金银铁及白金混合而成，无铁针之缺点，亦有专用白金者，因过于柔软，不适于应用。

毫针区别针柄（龙头）、针体、针尖（穗先）三部，针之长普通一寸乃至四寸，用四寸以上之长针，就身体解剖学上言之，实不适用，故用者甚少，吾人常用者以一寸六分（俗称寸六）至二寸针为合适。

四、针之制法

《针灸大成》制针之法，用马衔铁制，谓其无毒，锻铁成丝，分长短断之，则涂蟾酥再锻之，然后缠以铁丝为柄，磨其一端为针尖，再入芳香运气辛温和血之药品中煮之，谓药可入于针质内，其意为施针时，借针内之药气，以取

---

① 是：《内经》中原文为"曰"，遵原文未做改动，读者明鉴。

运血气也，实则铁质坚致，吸收药力极微，且煮后复以砂屑磨擦之，使之光①洁滑利，即能吸收药力，一经摩擦，亦已消失，古人之用意，亦有似是而非者也。

近年工艺进步，钢铁皆有细丝，均而坚韧，故多用铁丝或钢丝制之，惟仍入药中煮过，然后一端磨锐成为针尖，一头缠之以丝成为针柄，复以细砂磨擦针尖，使其利而不锐，圆而不钝，再擦针身，务宜光滑细致，于是应用于人身自无痛涩之弊。

铜丝之针，坚韧适中，有弹力而不易折，较之马衔铁制良善多矣，但易起氧化②作用而生锈，为一大缺点，金银条制者，虽不生锈，而柔软易曲，美中各有不足，今有不起氧化作用之夹金铁，亦有弹力，甚为相宜。

五、针尖之形状

用针之目的，在刺激神经，发挥其行气行血机能者也。神经机能之活力，固在神经细胞，而传导之功，乃在神经纤维，纤维细胞之柔嫩，不能受重大之损伤，则针锋不宜锋而圆，前人谓针头圆者，血管遇之可以避，盖亦经验之谈。然针头太圆者，其面积较大，肌肉之抗力亦强，下针稍微困难，病者感到痛苦亦重，故针锋尖锐固不可，太圆亦非宜，当于尖锐之中，带有圆形，于圆形之中，理存尖锐，总之能利而不锐，圆而不钝者，斯为上品。

---

① 光：原为"先"，据文义改。
② 氧化：原为"养化"，据文义径改，下同。

六、针之选择与保存法

针常于身体致密之组织中刺入，故不得不加选择，一针尖之锐利，二屈曲或损伤否，三弹力。针尖不锐利，则穿皮时感觉疼痛，针无弹力有屈曲损伤，则刺入时恐有折针碎针之弊，预防针之屈曲损伤，则使用金银针为最安全，此应注意之事也。

近来针科发达，针具之式样制具亦甚多，因之有治疗诊察室备用针具，与应诊携带应用针具二种。治疗室备用之针，常置于玻璃瓶之制器中央，或金类木材之板上，下置棉花，上掩绢布；应诊用之针，应藏于针夹中，须使针固定不移，则针锋针身决无受损之弊。

再者今日所制之金银针，多用不纯粹之金属混合而成，应注意，并因瓶内空气，常恐因酸化而生锈，宜时加拭净，或以棉花绢布等包装针器，曝之空气中，以免生锈，若贮而不用，则涂以油质，可久藏不变，总之应注意（一）针不可生锈；（二）针尖及针身不可有毁伤。

七、刺针之练习

运针不痛在乎指力，试观奇人异士，手指所注，金不为穿，力也，亦气也，然气不充实，则指力亦不足，气充者，则易为力，故先养气，后练其指，二者互习，积久弥彰，其法有二：

一、用棉线球法，以棉花三四两，搓成球形，每晨以棉线绕紧十二转，时以三四寸长之毫针，用右手大指食指及中指，时时捻进捻出，日复一日，而线日增一层，经年累月，线球大而结实，捻针乃施展自如，功力已至，用诸人身，不复感觉痛苦矣。

二、二寸方厚之木条装成一方架，其大小适合一粗纸（即手纸），四角插入四寸长尖钉，即以粗纸绷①上三四张，悬挂壁间，高与肩齐，木架凭壁，纸面相外，即用右手大食二指，持针刺入之，刺入之时，以针尖点于纸面，二指捻动，疾行刺入，往反练习，觉手指勿须用力，即可一刺而入，再加一二纸，久久行之，依次加之，满一寸厚，而能不须用力针即入者，指力之功已到，可出而问世矣。

再者捻运之主要技术，在手提插捻拨，左旋右转，进退疾徐，各有法度，练习者应以针插入绵被中，为提捻运动之练习，继为左旋右转②之捻拨，次进为进退疾迟之修习，能心有欲而手应之，回转自如，然后以临症，可谓得心应手，庶无往不利矣。

八、刺针之方式

刺针之方式，专言进针时应用之手法，刺针之方法，大别分为三种：（一）捻入法；（二）打入法；（三）管针法。此三种中今最流行者，为捻入法，管针亦有行之者，但打入法施刺者甚少。

（一）捻入法：此为最普通之针法，乃先以右手取毫针，左手探患者刺针之所，用大指与食指固定刺针之部位，右手持针柄与针体上端，适插在左大指与食指之间，轻轻触皮肤，然后右手之针，用大指与食指捻针体，使下穿通皮肤。此针尖穿通皮肤，名曰穿皮，此时有无疼痛，完全

---

① 绷：原为"棚"，据上下文义改。
② 转：原为"载"，据上下文义改。

在技术之磨炼如何，穿皮不感受何种疼痛，方合程度。穿皮既终，乃稍微加强，复迟迟将针体捻下，候针尖之目的达于组织中之个所，再行各种之手法，拔针之时不宜急，应迟迟拔出，然后用左手之中指揉之，使闭针口。

（二）打入法：其针短而粗，针尖挟于左手大指食指之间，按于穴上，针尖接于皮肤，二指保持其针尖与针体之角度，然后以右手食指扣打而入，使针入于身体组织中，不宜深刺，入穴约二三分而止。然后以左手之大、食、中三指，扶持针柄而捻运之。此法今已不行，且只行于腹部，腹部以外者多不用之，日本之打入法，更不及我国之法也。

（三）管针法：盛行于日本，以圆形或六角形之细管针，较针稍短一二分。应用时，以针插入管内，针尖一端，按于穴上，左手大食二指挟住之，右手之食指，扣打针柄，针即入穴。后然将针管上提，挟管之一指，则移于针身，保持原有之角度，针管既去，乃以右手捻动针柄而下。此法手术甚烦，如术者指力不足，与妇人用之，亦免痛之一法也。

九、刺针之押手

押手为刺针上最重要之事，不问管针法、捻针法，先以右手中指或食指轻轻按住刺针部位，预使惯于刺激，次就大指与食指之腹侧，置刺针部位，在其两指间备置针或针管，此大指与中指，除固定刺针部位外，更加以适度之压迫，即押手是也。押手之任务，具体之说明如下：

（一）保持针或针管之固定。

（二）若刺针部之皮肤滑动，必觉疼痛，故押手所以防皮肤之移动。

（三）施针中患者，身体每有动摇之事，此所以制止颤动。

（四）用押手则针之刺入组织容易。

押手宜视其刺入部位及其病理，而异其押手压力之轻重。例如皮肤易于移动之处，或刺针强刺激时，不得不加相当之强压，皮肤知觉锐敏，不受强压之处，或炎症等觉疼痛之时，则押手不得不轻轻施术。轻押手手指只触皮肤，强压则术者不得不用全身之力，此点应各自实地研究可知。

十、刺针之方向

刺针之方向，言刺针入穴时所向对之角度也，针于刺入组织中之方向，约可分为三个：

（一）直针：针直刺入，不论直入或平进，均保持其九十度之直角。所谓直角，系皮肤面与针尖相接合，其两方做各个之直角是也，人体经穴大部分皆从直角下针，直角应用于腰部等深部之刺针。

（二）斜针：向斜方刺入，即斜角，针尖与皮肤成四十五度以上之角度也，如刺风池、昆仑、太溪①诸穴，斜针因内部贵重脏，不能深深刺入，或应用于浅层部之手术，故应用者甚少。

（三）水平针（即横针）：最初沿皮下针不入筋肉，入皮后与皮平行，成为锐角，即针尖与皮肤面相会，约为二十五度角是也，横针之穴甚少，仅头部与胸部数处。

---

① 太溪：原为太豁，据《近世针灸医学全书》改。

十一、针之生理作用

针以治愈疾病，其作用有三，兹分述于下：

（一）兴奋作用：对于身体各机关之作用，衰弱或麻痹者，与以兴奋，例如知觉或运动神经麻痹，或知觉异状之正调，又如对于内脏机能，营养机能衰弱者，与以支配内脏机关。刺激交感神经，以回复其机能，其他封于因神经机能之异状，而起月经闭止，便秘等之正调，即一种神经冲动法，与电气刺激同一作用，惟针刺手术，能适宜于一局部，电气疗则不能。

（二）制止作用：筋肉、神经、腺（分泌机）等之兴奋，或血管扩张，血液之组织灌溉旺盛（如起炎症时）等，与以镇静缓解收缩作用，如基于知觉官能旺盛，而过敏疼痛，运动神经机能亢进，而痉挛抽搐等使之缓解，或消化器管之异状亢进，而呕吐下痢之使其镇静是也。

生理学上，神经越一程度，如刺激时，则神经疲劳，其兴奋力及传导机能减衰，甚而有时机能一时麻痹，故此制止作用之手术目的在强刺激，应用雀啄术、置针术或歇针术等为要。

（三）诱导作用：隔离患部，而从其他部位刺针，以刺激其末梢神经，引起血管作用，导血液于其部位，如对于脑充血之刺激四肢末梢，以扩张末梢部之毛细管，同时使脑之血管收缩，诱导血液至末经是也。又如深部充血炎症来时，则刺针于浅部，或其他部位，以诱导其血液。又如对于腹部内脏机能亢进，或充血时，则刺激其末梢神经，扩张其血管，使起内脏之血行异状，或行反射刺激，使下腹运动脉管收缩是也。刺针依以上三作用之发起，而奏效于疾病，惟现今所行之刺针学说，尚有刺激电气说，今简述之于下：

（一）电气说：刺激时，生活体内之液体之电池作用，因针之金属，与身体内之某种不明物质之间，发生电气，以此电流刺激于身体之神经系或组织，以奏效于疾病，故电气疗法，乃系全身，而针术之疗法，则乃局部。

（二）刺激说：针之刺激，即机械之学理之一种动作，刺激知觉运动之神经，其刺激程度之强弱，刺激时间之长短等，或以亢进神经，或营麻痹等作用，而导以治愈疾病。

（三）刺激变质说：刺针时，因针之大，而损伤筋神经，其损伤部分以下，因而变质，此刺针之损伤若多，其部必麻痹，其麻痹先经兴奋阶段，此作用即所以应用以治愈疾病。

以上刺针，对于身体之影响各说，举其大要如下：

（一）兴奋神经；（二）麻痹神经；（三）扩张血管；（四）收缩血管；（五）刺激细胞，旺盛其新陈代谢之机能；（六）去筋肉之紧张力；（七）活泼内脏机能；（八）抑制内脏机能之亢进。

十二、针之深部治疗"介达作用"

刺针应刺身体之何处，是学者应知，而不可稍有差误也，此层当更就刺针禁忌部位篇分述之，今先举其刺针上深部治疗之手术，与其应考虑之点而记述之。例如消化不良，起于胃机能之衰弱，应支配胃之自律神经，其目的先在背椎第六以下之棘状突起之两旁，因胃分布之交感神经，即出于大小内脏神经，此交感神经在脊椎之前侧以上，若与以实际之刺激，势必穿通肋间筋，以达到肋间之紧张，又胸廓内有肺脏及肋膜，若误深刺入此等重要脏器，恐来不测之害。

第一内外肋间筋，占呼吸筋中重要位置，若刺激此筋而使兴奋，则呼吸时每来胸部疼痛，陷患者于不安。在此情形之下，应保持中枢神经系统及自律神经系统各部，使之连络吻合，故其表层，刺激于同一部位之脊髓神经，使其刺激传达于交感神经，此之谓针治之介达作用。又变调神经，其感觉甚敏锐，例如胃痉挛，起于胃之知觉神经，较其之健全神经，感觉敏锐，若变刺激，即来变调之神经疾患，医师常用麻醉药注射，使之镇静，其他之健全神经虽不起作用，而疾患之神经，每起作用，刺针于①变调之神经作用，能正调镇静之。

十三、刺针时医者与病者之体位

一、患者体位：以舒适与筋肉弛张之程度，或自然为标准，如是在施术之中不致中途移动，若其姿势属于勉强，必中途转动，发生屈针，或折针之弊，关于各部施术方式②，如取下面之方式，大致不误。

1. 在头部侧面施术之时，用坐式、仰卧式，或侧卧式，如头之后面，则取坐式、伏卧式，或侧卧式。

2. 在颜面部，取正坐式，或仰式、侧卧式均可。

3. 颈部及胸部、腹部之前面，则使之卧式，正坐亦可。

4. 刺侧胸部、侧腹部时，取侧卧为良。

---

① 于：原为"于于"，据《中国针科学》改。
② 式：原为"而"，据《中国针科学》改。

5. 后颈部及肩胛部、背部，则用坐式，或伏卧式。

6. 四肢及臀部，取坐式，或侧卧式患部向上方以施之。

二、医者之体位无定，应随患者之体位而取适当之位置，总之以易于施术，易于发挥腕力与指力为原则。

十四、针术之手技

针术之手技，即刺入时针之动作，适当与否，以发挥刺激之技也，针治上以病症之见效，定适当之刺激，为治疗经过上重大之关系，其手术甚多，兹简述数种于下：

1. 单刺法：针尖之达于目的部位时，即行拔去，此法主与轻微刺激时应用之，应用小儿或妇女之无受针经验者，或身体衰弱极度之症候者。

2. 旋捻法：针之刺入中，或针达于目的部时，或拔出之际，右手之大食二指左右旋捻之手技，此法较单刺法与以稍强之刺激时用之，以兴奋为目的之针法。

3. 雀啄术：此法如雀之啄食，先使针达于目的部位后，于组织中，将针上下动摇，加以强刺激，此手技于强弱之制止，或达兴奋之目的时，应用最多。

4. 皮针术：在极浅之皮肤，行刺针方法，此专应用于小儿。

5. 置针术：于刺针部位，一针乃至数针刺入达目的部位时，行二分乃至数分或十分十五分之长时间放置，而后拔出，此专应用于制止兴神奋经，或达镇静目的。

6. 乱针术：针之刺入达目的部位点，即行拔出，再就原处刺入，如此频频反复，此法应用于强刺激，适于诱导，解放充血、郁血之针法。

7. 间歇术：针刺入后，或在中途间即行拔出，过相当时间，复又刺入，此方法于血管扩张、筋肉弛缓之目的应用之。

8. 回旋术：针刺入时，向左右旋回刺进，拔出时，向反对方回旋刺出，此法稍稍与以缓刺激时应用之。

9. 细振术：刺针中，将针引极微之振动，此法在收缩血管筋肉时应用之。

10. 歇啄术：针体刺入达三分之一时，行雀啄术，更进入三分之一时，行第二次雀啄术，更于末后三分之一时，行第三次，而后拔出，此法在深部疾患，须强刺激时应用之。

以上十种手技，视患者之年龄体质、病症如何，而适宜定之，犹之医师，细心决其药物之量，不可稍忽也。

十五、刺针时应注意要项

1. 严重消毒：刺针入组织中，以毁伤组织，故对于针具，及术者之手指、患者之患部等，应用绵花蘸酒精擦之，以消毒，再行手技。

2. 针之检点：针锋是否无损，应详细审察，若发生疑点，宜以薄纸擦之，全针擦过，绝无声息，则针身不损，退出无音，悉无阻碍，则针锋亦良，以之应用，可否无忧？

3. 不适应之症：不宜针刺，术者应充分诊别病症，若系禁忌症，不适应症，不可刺针。

4. 小儿妇女之针刺：尤宜注意其移动，下针宜浅而速，不能久停，否则折针屈针，未有不演出者也。

5. 病者之皮肤：病①者皮肤紧张者，刺下每感剧烈之

---

① 病：此句前原有"（一）"，与文义不搭，径删。

疾痛，应先施强力之按摩，使之稍微缓和，然后进针，可免少痛苦。

6. 凡病者发生筋肉挛急：切不可强力刺下，应立停止，切之循之，待其挛急缓解，然后迟迟下针，否则易生屈针之险。

7. 病势衰弱已极：脉微神散气短欲绝者，万不可轻易下针，妄思救治。《灵枢》曰：用针者，观察病人之态，以知精神魂魄之存亡①得失之意，五者已伤，针不可治之也。但急性病症，而形似虚脱，若与以强刺激之反射，每有因此而发生者，故行针刺者，宜随机应变，审察情形而定，不能泥于一法也。

十六②、进针时之程序

进针之程序有三，一曰爪切，二曰持针，三曰进针，分述于下：

一、爪切：《难经》有曰：知为针者信其左，当刺之时，必先以左手压按其所，针荥腧之处，弹而努之，爪而下之，其气之来，如动脉之状，顺针而刺之云云。此③即言进针之时，宜先弹努爪下而后进针也。弹努爪下，即按摩爪切，非惟使其皮下知觉之神经麻木，进针减少痛感已也，主要在探寻穴位，切准穴门，下针不致伤筋骨也。按摩爪切之法奈何？即于其应刺之部位，以左食指或大指，微着力按摩，探寻骨隙，穴位既得，以爪切下，成丁字纹，

---

① 亡：原为在，据《灵枢经》改。
② 十六：据上下文应为十六，径改。
③ 此：原为"出"，据上下文义改。

或一字纹①，然后以针尖，着纹之中央而下，直达应刺之目的，可无阻碍矣。若操切从事，持针即刺，虽依其分寸而不按切，则未有能中的者，故用针者信其左也。

二、持针：持针之道，亦甚重要。《内经》有曰：持针之道，坚者为实，正指直刺，无针左右，神在秋毫，属意病者，审视血脉，刺之无殆。又曰：持针之道，欲端以正，安以静。杨继州曰：持针者，手如握虎，若擒龙，心无外思，若待贵人。此皆言持针必端正而心静，要聚精会神，专意于指端针端，直刺横刺斜刺，保持其角度，而后下针，斯克尽持针之法也。

三、进针：古人于进针之时，先定补泻之要，后行进之法。《灵枢·经水篇》曰：凡泻者必先吸入针，凡补者必先呼入针。后之医者，令咳嗽一声以代呼，或曰口中收气以代吸，乘患呼气或吸气之中而下针，其规则谨严，审慎从事，亦成一派，自今日人体生理解剖之学明，知古人之所谓营卫气血者，一为血液之流行，一为神经生理之现象。针之补泻虚实，不越乎兴奋、制止等作用，对于补泻之手技，乃属于一种刺激法之强度，进针时对于呼吸上，实无注意之必要，而心之静，平之稳，徐徐捻拨而下，一方观其面部之表情，为进针捻拨之缓急，而急不变，口眼不皱引者，进针可速下，反之宜轻微渐进，此乃进针之要诀也。

十七、补泻迎随说

研究针术之古书，不论何种，均载补泻迎随四事，此说《灵枢》九针十篇，论之甚详，今说其大要：

---

　　① 纹：原为"绞"，据上下文义改。

1. 补者：在呼吸之呼气时刺针，吸气时拔针，以揉其迹。

2. 迎者：向脉之流刺针，即泻法也。

3. 随者：从脉之流刺针，即补法也。

以上所言之气，在今日之盖指神经云。

陈会之针法，随咳进针，至适度后，微停少止，由右手大指，食指持针，细细摇动，进退搓捻，其针如手战之状，谓之催气，约行五六次，觉针下气紧，乃行补泻之法，如针左则用泻法，以右手大指食指持针，以大指向前，食指向后，以针头轻提往右转，食指连捻三下，略退出半寸许，谓之三飞一退，行五六次，如觉针下沉紧，是气至极矣，再轻提左转一二次，令人咳嗽一声，随声出针。如针泻右，则以左手持针捻运，大指向前，食指向后，针头转向右，依前法行之。若为补法，随病人吸气转针，其手技与泻法适相反。针左之补法，以左手大指食指持针，食指向前，大指向后，捻针头转向右，针穿入一二分谓之一进二飞，连行五六次，觉针下沉紧，或针下气热，是气已至足，令病人吸气一口，随吸出针，急以手按其穴。如针右，则以手捻拨，食指向前，大指向后，照前法行之。如背上中行，在男子则左转为补，右转为泻，腹上中行，则右转为补，左转为泻，女人反之。背中行，右转为补，左转为泻，腹中行，则左转为补，右转为泻。

李梴①之补泻法，针男子病者，左手阳经，以医者，右手大指前进，呼之为随，退后吸之为迎。左手阴经，大指退后，吸之为随，进前呼之为迎。右手阳经，以大指退

---

① 李梴：明代医家，著有《医学入门》。

后，吸之为随，进前呼之为迎。右手阴经，以大指前进，呼之为随，退后吸之为迎。病者左足阳经，以医者右手大指前进，呼之为随，退后吸之为迎。左足阴经，以大指退后，吸之为随，前进呼之为迎。右足阳经，以大指往后吸之为随，前进呼之为迎。右足阴①经，以大指前进，呼之为随，往后吸之为迎。男子午前皆然，午后反之，女人与男子又反之。

十八、近世针家十四法

（1）切

凡欲下针之时，用两手大指甲，于穴旁上下，左右四面，掐②而动之，如刀切割之状，令气血宣散。次用爪法，爪者掐也，用左手大指甲着刀掐穴，右手持针，插穴有准，此下针之法。

（2）摇

凡退针出穴之时，必须摇摆而出之，所谓青龙摆尾者，即摇法也。故曰，摇以行气，此出针法也。

（3）退

凡施补泻，出针豆许，补时出针，宜泻三吸，泻时出针，宜补三呼，再停少时，方可出针。又一泻法，一飞三退，邪气自退，其法一插至地部，三提至天部，插针宜速，提针作三次出，每一次，停三吸，宜缓提时，亦宜吸气，故曰，退以清气，飞者进也。

---

① 阴：原为归，据上下文义应为阴，据《针灸大成》改。
② 掐：原为摇，据《针灸大成》改，下径改。

（4）动

凡下针时，如气不行，将针摇之，如摇铃之状，动而振之，每穴每次，须摇五息，一吹一摇，按针左转，一吸一摇，提针右转，故曰，动以运气，所谓白虎摇头者，亦用此法，又曰，飞针引气，以大指次指捻针来去上下也。

（5）进

下针后气不至，男左女右，转而进之，外转为左，内转为右，春夏秋冬，各有深浅，又有补法，一退三飞，真气自归，其法一提至天部，三进入地部，提针宜速，进针三次，每停三息宜缓，进时亦宜吹气，故曰，应以助气。

（6）循

下针后气不至，用手上下循之，假如针手阳明合谷穴，气若不至，以三指平直，将指面于针旁，至曲池上下往来按摩，使气血循经而来，故曰，循以至气。

（7）摄

下针之时，气或涩滞，用大指中三指甲，于所属经分，来往摄之，使气血流行，故曰，摄以行气。

（8）努

下针之地，复出人部，补泻务待气至，如欲上行，将大指次指捻住针头，不得转动，却用中指，将针腰轻轻按之，四五息久，如拨弩机之状，按之在前，使气在后，按之在后，使气在前，气或行迟，两手各持其针，仍行前法，谓之龙虎升腾，自然气血运行，故曰，努以上气。

一说，用大指次指捻针，名曰飞针，引气至也，如气不至，令病人闭气一口，着力①努力，外以飞针引之，则

---

① 着力：原为"着刀"，据《针灸问对》改。

气至矣。

（9）搓

下针之后，将针或内或外，如搓线之状，勿转太紧，令人肥肉缠针，难以进退，左转插之为热，右转提之为寒，各停五息久，故曰，搓以使气。按《内经》云，针入而肉著者，热气因于针则针热，热则肉着于针，故坚焉，兹谓转紧缠针，与经不同。

（10）弹

补泻之时，如气不行，将针轻轻弹之，使气进行，用大指弹之，似左补也，用次指弹之，如右泻也，每穴各弹七下，故曰，弹以催气。

（11）盘

如针腹部软肉去处，只用盘法，兼子午捣曰①，提按之诀，其盘法如循环之状，每次盘时，各须转运五次，左盘按针为补，右盘提针为泻，故曰，盘以和气，如针关元穴，先刺入二寸五分，退出一寸，仅留一寸五分，在内盘之，且如要取上焦之病，用针头迎向上，刺入二分，补之使气攻上，脐下之病，退出二分。

（12）扪

补时出针，用手指掩闭其穴，无令气泄，故曰，扪以养气。

一说，扪者因痛处未除，以手扪摩痛处，外以飞针引之，除其痛也。

（13）按

欲补之时，以手紧捻其针按之，如诊脉之状，勿得挪

---

　　① 曰：原为"日"，据《针灸大成》改。

移再入，每次按之，令细细吹气五口，故曰，按以添气，添助其气也。

（14）提

欲泻之时，以手捻针，慢慢伸提豆许，勿得转动甬出，每次提之令细细吸气五口，其法提则气住，故曰，提以抽气。

十九、通关过节十六法

（1）青龙摆尾

如扶船舵，不进不退，一左右，慢慢拨动。又云，青龙摆尾行气，龙为阳属之故，行针之时提针至天部，持针摇而按之，如推船舵之缓，每穴左右，各摇五息，如龙摆尾之状，兼用按者，按则行卫也。

（2）白虎摇头

似手摇铃，退方进圆，兼之左右摇而振之。又云，行针之时，开其上气，闭其下气，气必上行，开其下气，闭其上气，气必下行。如刺手足，欲使气上行，以指下抑之，欲使气下行，以指上提之，用针头按住少时，其气自然行也，进则左转，退则右转，然后摇动是也。又云，白虎摇头行血，虎为阴属之故，发针之时，插针地部，持针提而动之，如摇铃之状，每次每施五息，退方进圆，非出入也，即大指进前往后，左右略转，捏针而动之，似虎摇头之状，兼行提者，提则行卫也，龙补虎泻也。

（3）苍龟探穴

如入土之像，一退三进，钻剔四方。又云，得气之时，将针似龟入土之状，缓缓进之，上下左右而探之（上下出内也，左右捻针也）。复云，下针时三进一退，将两指按肉持针，于地部右盘，提而剔之，如龟入土，四面钻入，盘而剔者，行经脉也。

（4）赤凤迎源

展翅之仪，入针至地部，提针至天部，候针自摇，复进其源，上下左右，四面飞旋，病在上，吸而退之，病在下，呼而进之（吸而右退，呼而左进，此即上下左右也）。又云，下针之时，入天插地，重提至天，候气入地，针必动摇，又再推至人部，持住针头左盘按而捣之，如风冲风摆翼之状，以上四法，所谓通关过节者也。

（5）龙虎交战

下针之时，先行龙而左转，可施九阳数足，后行虎而右转，又施六阴数足，乃首龙虎尾以补泻，此是阴中引阳，阳中引阴，乃反复其道也。又云，先于天部施青龙摇尾，左盘右转，按而添之，亦宜三提九按（即九阳也），令九阳数足。后于地部行白虎摇头，右盘左转，提而抽之，亦宜三按六提（即六阴也），令六阴数足。首龙虎尾而转之，此乃阴阳升降之理，任痛移疼之法也。

（6）龙虎升腾

先于天部持针，左盘按之，一回，右盘按之，后一回，用中指将针腰插之，如拨弩机之状，如此九次，像青龙纯阳之体。却推针至地部，右盘提之，一回，左盘提之，后一回，用中指将针腰插之，如此六次，像白虎纯阴之体。按之在后，使气在前，按之在前，使气在后，若气血凝滞不行，两手各持其针行之，此飞经走气之法也。

（7）子午捣臼

下针子后，调气得均，以针上下行九入六出之数，左右转之，导引阴阳之气，百病自除。谚云：针转千遭，其病自消。此除膨膈臌胀之疾也。

（8）烧火山

针入先浅后深，约入五分，用九阳，三进三退，慢提紧按，热至紧闭针穴，方可插针，令天气入，地气出，寒可退矣。又云，一退三飞，飞进也，如此三次，为三退九进，则成九矣。其法，一次急提至天，三次慢按至地，故曰疾提慢按，随按令病人天气入，地气出，谨按生成息数，病愈而止。一说，三进三退者，三度出入，三次，则成九矣，九阳者补也，先浅后深者，浅则五分，深则一寸。

（9）透天凉

先深后浅，约入一寸，用六阴，三出三入，紧提慢按，寒至徐徐退出五分，令地气入，天气出，热可退也。又云，一飞三退，如此三次，为三进六退，即六阴数也。其法，一次疾插入地，三次慢提至天，故曰，疾按慢提，随提令病人地气入，天气出，按脏腑生息成数，病自退矣。一说，一度三进三退，则成六矣，六阴者泻也。

（10）阴中隐阳

先热后寒。深而浅，先针一寸，行六阴之数，寒至便退针五分之中，行九阳之数，乃阴行阳道之理，则先泻后补也。补者，直须热至，泻者，直待寒侵。

（11）阳中隐阴

先寒后热。浅以深，针入五分，行九阳之数，热至便进针一寸，行六阴之数，乃阳行阴道之理，则先补后泻也。

（12）抽添法

针入穴后，行九阳之数，气至慢慢转换，将针提按，或进或退，使气随针到于病所，扶针直插，复向下纳，回阳倒阴。又云，抽添即提按出纳之状，抽者拔而数拔也，添者按而数推也。取其要穴，先行九阳之数，得气随吹按添，就随吸抽提，其实在手动摇出内呼吸同法，以动摇出内呼吸，相兼并施，故曰同法，按谨生息成数效也，此治半身不遂之疾。

（13）调气

下针至地，复出于人，欲气上行，将针右捻，欲气下行，将针左捻，欲补先呼后吸，欲泻先吸后呼，气不至者，以手循摄，以爪切掐，以针摇动进退搓捻，直待气至，以龙虎升腾之法，按之在前，使气在后，按之在后，使气在前，运气走至病所，再用纳气之法，扶针直插，复向下纳，使气不回，若关节阻滞，气不过者，以龙虎龟凤四法，通经接气，而运转之，然后用循摄爪切，无不应矣。

（14）进气法

针入天部，行九阳之数，气至速卧倒针，候其气行，令病人吸气五七口，其针气上行，此乃进气之法，可治臂腰脚身疼，亦可龙虎交战走注之病，左捻九，右捻六，是亦住痛之针。

（15）纳气法

下针之时，先行进退之数，得气便卧倒针，候气前行，催运到于病所，便立起针，复向下纳，使气不出。又云，下针之后，如真气至，针下微微沉紧，如鱼吞食之状，两手持针，徐徐按倒，令针尖向病，使气上行至病所，扶针直插，复向下纳，使针上行不回也。

（16）留气法

用针之时，先进七分之中，行纯阳之数，若得气，便深入，伸提之，却退至原处，又得气，依前法，可治癥瘕之病。

二十、刺针刺激之强弱

针治上定刺针刺激强弱之度，为最大之要素，犹之医师，对于医药，定其适宜之度量也。例如对于针治之适应症，不当其刺激之度，不能奏效，如何决定，据多年之经验所得，先要参酌下之事项：

1. 患者之体质；

2. 性之差异，即男女之别；

3. 年龄；

4. 病症如何；

5. 体质营养如何。

通常男子比女子能受强刺激，又生后六个月之小儿，当然不及三十以上年龄之大人，能受强大刺激，其外多血质、脂肪质之人。通常较神经之人，有因受轻度之刺激，大受感觉，当至全身发生痉挛，或因脑血管之收缩，起一时性之脑贫血，而有失神等事，故对于神经质之人，宜先施一二次皮肤针之刺激，其后以极细之针，加以较浅而又轻度之刺激。

又对于神经疼、痉挛、麻痹、知觉脱失等病症，应加强大之刺激；对于腹内脏交感神经之针刺，应极缓刺激；患者眠时，应起位为良。再身体之部位，如颜面手掌等，较之身体他部知觉锐敏，亦宜注意。

二十一、从解剖生理学上之见解对于身体之刺针

通常刺针，刺于身体之经穴，从解剖学上配置，此经穴定身体插针中枢点如下：

（1）头部疾患

例如脑充血、脑贫血、头痛、耳鸣等，其第一刺点，在乳嘴突起与项部正中线①之中间（即风池）及第一颈椎乃至第三颈椎，去棘状突起之两侧五分（约一大指）处求之。以浅层五分内外之刺针，刺激脊髓神经，深层一寸以上之刺针，刺激交感神经上神经节，以上刺点，于便宜上定为第一刺激点。此第一刺激点，刺激脊髓神经以介达于脑神经，应用于介达作用。

其第二②刺激点，在第四颈椎乃至第一背椎棘状突起之两侧，即各据突起间定之。以浅层五分之刺激，由颈椎神经介达刺激于迷走神经，深层一寸之刺激，刺激中下之交感神经节，故此刺激点主对于脑部疾患行之。

其第三刺激点，在第六乃在第十一背椎棘状突起之两侧各一寸之所，系交感神经之大内脏神经，由此部位出发，以之治胃肠疾病，为重要刺点。

其第四刺激点，在第十二背椎乃至第五腰椎，去棘状突起各一寸处所。浅层五分，目的在脊髓神经，深层一寸五分以上，目的在交感神经之下腹丛，主于于腰部痛及腹部内脏疾患之刺激点。

其第五刺激点，在后尾骨孔，此刺激点应用于下腹部内脏及尾骨神经之疾病。

以上对于全体主要之刺激点，已能会得，今再将四肢之刺激点，说明于下：

---

① 线：原为"腺"，据上下文义改，下径改。
② 二：原为一，据上下文改。

（1）上肢之部

上①肢主要之神经，既于解剖学修得所谓正中神经、尺骨神经、桡骨神经等。正中神经之刺激，在上肢第一刺激点，即前膊前面正中线之中央部。桡骨神经之刺激点，在上肢第二刺激点，即桡骨结节之外方去一寸五分（即三里）与手背在食指大指之骨间，即第一掌骨与第二掌骨之间，当于（合谷）之处，此（三里）与（合谷）对于脑疾病或齿痛等，与以诱导反射作用之要点。尺骨神经之刺激骨，在上肢第三刺激点，即尺骨神经沟之末梢部，及上部（少海）。

（2）下肢之部

下肢之主要神经，为坐骨神经，及其一系之胫骨神经与腓骨神经。其第一刺激点，在坐骨结节与大转子之中间，指压时抗力少之部分，即系坐骨神经之出发点。其第二刺激点，在上胫腓关间之下方二寸处所（三里），此部对于深腓骨神经之刺激点。其第三刺激点，在下腿内踝之上方二寸五分处所，即内踝之一握上（三阴交），此即腓骨神经之目的。以上第二、第三刺激点，为脑或腹部疾患之反射及诱导之刺激点。以上之刺激点，不过示刺针上之规范而已，若夫复杂之病，则须从解剖及生理学与夫先贤所遗有效之实验上所示经穴，临机应变矣。

二十二、刺针之健体及病体作用

刺激既以一种金属，与以机械之刺激，故无何等疾病之健康体，以及刺激之强弱，对于运动知觉及神经，起兴

---

① 上：原为"主"，据上下文改。

奋或麻痹，若对于交感神经，与以适度之刺激，则内脏机能益能亢进，故自人体保健上观之，对于健体适宜施术，亦可见良好之成绩。对于病体，因兴奋、制止、诱导三作用，对于疾病，巧于应用，则疾病可以全治。分述于下：

（一）健体之刺激影响

（1）知觉神经支：在刺针时，发生如通电之感觉，针如拔出，其感觉立即消失。若与短时间，经刺之刺激，从求心性传之中枢，从此中枢之细胞，起兴奋活泼。因其兴奋向远心性末梢传布，于此谓之起反射运动，使其部之筋肉，起收缩或弛缓，而血管，则初为收缩，继仍扩张，俾血液循环旺盛。然而若以长时间之刺激，神经之兴奋反形减衰，甚至完全消失，遂至传导机能亦消矣。

（2）运动神经支：于此刺针之时，其部之筋，发生痉挛，若即去针，痉挛立止，此种现象，与知觉神经之发现，著名之作用相同。与以短时间之轻①刺，起兴奋作用。长时间之强刺，则兴奋性完全消失，反陷于筋肉，起麻痹状态。

（3）交感神经支：刺针之时，其部神经所分布之脏器，起索引样之感觉，去针后，脏器之机能，有若干时之旺盛。故难为健体，常行此种针刺，于体内益能使抵抗力增强，以达养生之目的。

（二）病体之刺激影响

（1）知觉神经支：知觉神经支，起有异状之兴奋，其结果处为神经痛，或知觉过敏，如斯变态，欲使其调节时，宜以针为持续之强激，以制止之。如对于机能减弱之疾患，

① 轻：原为"经"，据上下文改。

与以轻而且短之刺激，使其兴奋，可恢复其固有之机能。

（2）运动神经支：运动神经支，有异状兴奋之时，其神经所分布之领域内之筋肉，致发生痉挛或强直，若与强烈之刺激，可发挥镇静缓解之作用。如运动神经因机能减弱，而发生之麻痹性疾病，若与以轻之刺激，可引起兴奋，而恢复其常态。

（3）交感神经支：此神经支之异常亢进，则引起心脏运动之急速，呼吸促迫，胃肠蠕动增进，各脏器分泌机能亢进等，对于此类以强刺激之制止，可使之复归常道。反之在交感神经机能减弱之疾病，即以轻刺之兴奋作用，可调整其生理的机能。

二十三、针术之适应症

所谓针术之适应症，即施针术后效验迅速，疾病可以痊愈也。因神经系之疾患，内脏机能之旺盛或减衰，而功效特异，今将病名列下：

（1）消化病：扁桃腺炎，耳下腺炎，胃加答儿，神经性消化不良，胃痉挛，肠加答儿，神经性腹疝痛，痔疾等。

（2）泌尿生殖器病：肾脏病，膀胱加答儿，膀胱及子宫痉挛，淋病，睾丸炎，尿道加答儿，月经困难，月经过多症，子宫内膜炎，卵巢炎，实质炎。

（3）血行病：神经性心悸亢进，心胸绞榨症。

（4）神经系病：各种神经痛及衰弱，各种官能疾患，各种麻痹。

（5）运动器病：筋肉麻痹及挛急，关节及筋肉偻麻质斯。

（6）小儿病：夜惊症，消化不良，小儿痫癫，遗尿症。

（7）眼科：眼膜及单纯性结膜炎。

（8）其他：脚气，中风症。

二十四、刺针之禁忌点

身体中何处应可刺针，不能不有所差异，今将刺针危险之所称禁忌点，举之于下：

（1）延髓部乃司生活转机，有重要之中枢部，故名生活点，此部若误深刺，刺激延髓，有关生命。

（2）眼珠不可直接刺针。

（3）睾丸不可刺针，但熟于刺针术者，如无差异，则刺睾丸炎等，可奏惊人奇效。

（4）小儿之大小百会。

（5）大血管之浅在部。

（6）胸腹部贵重内脏之直达针刺，例如喉头、气管、心、肝、脾、肺脏等。

二十五、针术之不适应症及禁忌症

针术之不适应症，即施针后病象不奏功效之症也。禁忌症，即施针后非特不见何等效果，反觉有害者也。不适应症，如心脏瓣膜障碍、皮肤病、急性热性之疾病、梅毒、血液性等疾患是。

禁忌症，如恶性之肿疡等，又如炎肿、法定传染病、破伤风、丹毒等疾患皆是也。

二十六、晕针之处置

脑贫血症，故①曰晕针，危险殊甚，故下针前后，应

---

① 故：原为"胡"，据上下文义改。

有深切之注意，如不甚而发生晕针，则宜急速之救治，万不可惊惶失措，忽于处置也。

先言病理：神经衰弱者与贫血者，下针捻拨，神经猝受刺激，直射脑部，全身微血管急缩，尤以头部为甚，血压速往下降，脑部遂形成急性贫血，于是脑之机能猝退，甚至全失心脏机能，亦急速减退或竟停止搏动矣。晕针之情状：轻者头晕眼花，恶心欲呕，心悸亢进；重者颜面苍白，四肢厥冷，汗出淋漓，甚至脉伏心停，知觉全失，呈惊人之危状。

晕针之救治，则不外重复刺激其知觉神经，使脑神经兴奋，而复其机能，总枢一开，百机皆动矣。其法维何？即发觉患者已呈晕针状态，立即停针退出，如坐者，将其卧倒，一手掐其中冲，或人中不释，使其感受剧痛，一手按其脉搏。如脉搏尚有者，但掐中冲，并饮以热水，若脉搏已伏，心脏欲停者，则以刺针人中、中冲，并行人工呼吸法，至脉出而止。静卧片时，频饮热汤，不久即可恢复常态矣。

二十七、出针困难之处置

施术中，时有发生出针困难之事，一为体位移动，致针体屈曲，二为针身有伤痕，筋纤维缠之不脱，三为内部运动神经，猝起兴奋，起筋肉挛急，吸住针身。吾人欲解决出针之困难，必先识别其属何种原因所致，于是与以适宜之处置，如不问其原因，而强力拔之，徒使病者感受疼痛。非惟仍不能出，且有折针之患。

识别及处置之法如何？曰：针难捻动，深进不能，退出亦不能，属第一之针身屈曲。急矫正其体位，再探求其屈度与方向，如针柄角度未变，乃为小屈，以左手大食二指，重按针下肌肉，右手持针柄，轻微用力提出之。若针柄偏侧者，则曲度较深，左手二指，不可重按，右手起针，须顺其偏侧之方向，轻提轻按，一起一伏，两手相互呼应，则针可得而出矣，用力强拔，是乃大忌。

针身可以捻转，而提起或深下觉痛者，属为第二之针身有伤痕。宜反其方向而捻动之，于拔转之中，上提下插，反往行之，觉针下疏松，即可拔出。若较前仅可多退，犹不能全部拔出者，再依前法施之。如引针时，痛感比前大减者，可如第一点法，微用力拔出之。

如觉针下沉紧，捻动困难，按其肌肉结硬者，属第三点之肌肉痉挛所致。当将针再深入二三分，行强雀啄术，如仍挛急不散者，则另以一针或数针，于其附近之下，行中等度之刺激，则出针之困难，可立即解决矣。如病者不欲从旁再下针者，则以爪切其四周，或揉捻之，使异常兴奋之运动神经镇静，缓解其强直之筋肉，其针自易出矣。

二十八、折针之处置

此事不常有，以其针丝坚柔，不易折也，如或有之，必因针身已有伤痕，医者疏忽未检出，病者复不守医戒，而移动体位，或医者用强刺激时，病者之筋肉，突起挛急强直，遂至针折于中。此时医者之态度宜稳静，并告病家不必心惧，务要安然使体位不稍动。医者左手，重压针孔之四周，使其内中之针外透，如见内中之针于皮肤发现时，以爪取出之。如在皮下，可按得而不外露者，以指按准针端，以刀消毒，微剖开其皮，检视针端，而摄出之。若在深属者，则任其自消，不必摄取，虽在一二日中发生疼痛，大约经过三四日，即可平安无事矣。就日人之实地研究，谓针在筋肉中，经过相当时日，自行消灭，或行移别部。其说如下：

（1）酸化说：由体温之关系，针起酸化，而行自消。

（2）移动说：折针由于筋肉之运动而避走，其比较运动稍纯之部，则久久停留，而后自消。

二十九、出针后之遗感觉之处置

通常刺针之中，发生酸痛感应，即刺针之感通作用，出针后立即消失，然有时依旧疼痛，持续一二日始失者，此谓之针之遗感觉。此由于医者手术之不良，与以极强之刺激，或以施术中患者发生摇动，知觉神经纤维，受过度之刺激，该部神经发生异状之所致。其遗感往往经一二日后得消失，于斯场合，于施术后，在局部或附近，与以按摩轻擦，或于其相离尺余处针之，其遗感即消。

三十、出针后皮肤变色及高肿之处置法

出针之后，时有小红赤点，在针孔部位发现，或皮肤呈青色而高肿，患者感觉酸重不舒，此乃针伤血管之所致，在十数小时后，自然平复。但吾人欲促其速愈时，可与轻擦按揉，在数小时后，可消散于无形。

三十一、针尖刺达骨节时之处置

在刺针时，觉针尖刺达骨节时，宜急速提起数分，或提至皮下时，转其方向而入之，否则针失屈曲，不能出针，且伤骨膜，有发生骨膜炎之虑，施针时，不可不细心注意也。

中国灸科学

一、灸术之定义

何为灸术？曰：以持制之艾，在人体一定之部位，所谓一定之经穴点上，燃烧之，发生艾持有之气味，与温热之刺激，调正生活机能之变调，且增进身体之抵抗力，而与病之治疗，及预防之一种医术也。

二、灸术之种类

灸术大别分为有瘢痕灸、无瘢痕灸，及今之特殊灸三种：

一、有瘢痕灸：在人体一定局所，即施灸点处，捻指头之艾叶，置于施灸点之皮肤上，于线香之火燃烧艾药，使皮肤上起一种火伤，并生一种之瘢痕，此种施灸方法，普通民间疗法多行之，此之谓有瘢痕灸治。若施灸点化脓时，其残留之瘢痕亦稍大。

二、无瘢痕灸：不直接起皮肤上之火伤，用种种方法，使间接在皮肤面与以适度之温热之刺激也，举二例如下：

1. 蒸灸，制圆筒状之低袋，其中置下等之艾，适如坏炉灰之形，一端点火燃烧，在皮肤面置纱布于其上，燃烧部恰当目的部位，加以适当的温度，以达治疗之目的。

2. 金属性之温灸器，形如枝构，于其中置艾或炭火，器物之下面，以纱布之类包之，此目的直放于身体之皮肤上，与以适度之温热。观以上所述，对于无瘢痕灸之意味可明了矣。

三、特殊灸：以广义言之，亦属无瘢痕灸之一种，以其方法特殊，故另为区别之，约举之如下：

1. 水灸，以下之处方，成为药液，以细棒涂布之。龙脑一钱，薄荷脑二钱，酒精适宜，三味或加硇砂精一钱，白矾一钱，樟脑二钱，以上诸药混合溶解。以艾薄薄平展，点火缓和灸之，使与皮肤以温热的刺激，亦属一种方法。

2. 酱灸，在局所置酱其上，置艾点火灸之，使加以温热之方法也。

3. 墨灸，以下之药品，涂布于施术部，其上置艾，点火灸之。黄柏五钱放入一合之水中，加以缓火，煎为五勺，和以浓液之墨，其中更加麝香一钱，龙脑、米粉各二钱，混合溶和，涂布手术点。

4. 漆灸，用生漆十点，麻油、樟脑油十点，混合包含于艾中，恰如肉池然，然后以细棒涂于手术点。

又法：用黄柏煎汁，加干漆一钱，明凡十钱，樟脑五钱，混合之浸润艾中，以细棒涂布于手术点，亦属一法。

（注意）此漆灸由于人之漆灸，感漆之毒，施灸后不甚发热，而全身皮肤，则呈赤色。

5. 盐灸，在施灸局所，涂食盐在其上灸之方法也。

6. 红灸，以食料红涂布于皮肤上之方法也。

三、施灸之用①料

灸必用艾②，以其性温而降，能通经络，治百病也。

---

① 用：原为"因"，据《近世针灸医学全书》改。
② 艾：原为"术"，据上下文义改。

然则古人早知艾之作用，始以之作灸炷耶？曰是又不然。艾蒿遍地皆有，可为燃料，引火最易，且气味芳香，闻之可以清心兴脑，古人取火不易，当必以之为火种，因其易燃，于是作用灸炷，试之久而验之效，乃为灸治之要品，后之学者，乃就其功用，而推测其性状如下也。

就学者之推测与研究，艾属菊科植物，为多年生草本，我国各地皆产生。春季发生新芽高二三尺，叶形似菊，表面深绿色，背面呈灰白色，有绒毛，叶与茎中有数个之细胞，具有油腺，发特有之香味，夏秋之季，于梢上开淡褐色之小花，为筒状花冠，作小头状，花序排列，微有气息，但不入药用，入药或作灸炷者，乃为艾之叶，每于五月节时采之。

1. 艾之效能：温气血，驱寒湿，调经，安胎，止诸血，触腹痛有疏解强壮之效，用作缓性通经药，又为逐虫解热药，及近用作消化不良药。

2. 艾之制法：凡使艾叶，须干。去青滓，取白，入石硫黄末少许，灸家用之。得粉米少许，可捣为末，入服食药用。李时珍曰：凡用艾叶，须得陈久者，治令细软，谓之熟艾，若生艾灸火，则伤人脏脉。故孟子云：七年之病，求三年之艾。拣取净叶，扬去尘屑，入石臼内捣去滓，取白者再捣，至柔烂如绵为度，用时焙燥，则灸火得力。

3. 艾绒保存法：艾绒最易吸收空气之湿气，灸时不易着火而痛增，故取得艾绒之后，应置于干燥箱中而密盖之，于风和日暖之天，取出晒之，约二三小时，后复密盖之。日常施用者，取出一部分，置于小匣中，用完再取，则大部分不致有受湿之虑矣。

四、灸之生理作用

灸术为一种温热刺激疗法，可无疑也，然由灸治而及于全身体生理之作用者至多，兹略分述之于下：

1. 灸之及于血液与影响

东京帝国大学医学部原田等医学士之实验，由家兔实验所得之成绩，先于各家兔之血液中之赤血球常数，算定回数，而后施灸，其后第二日，乃至数周间，计其血球数之变化。其检查时间，常在午后三时，其食物常注意避白血斑增加之影响，互五次试验，而总括结果。灸后二分间以内，采取血液中常见白血球之增加多者，约达二倍，少则增加百分之三四，至第二日，一度复其平常。其灸部贴膏药处化脓，再见白血球之增加，其增加之度，与化脓一致，而其赤血球，则在灸处或增加，或减少，常无一定。此依灸而增加白血球，对于治疗各种疾病上，达如效验，尚无充分之研究，不敢断言。要之，此白血球对于炎症性疾患之治愈转机，极关重要，此就病理学上而言，又白血球营有毒性新陈代谢之破坏排出，而白血球因灸治而增加，亦属不能逃免之事也。

2. 灸之及于血管与影响

从知觉神经之刺激，及于反射于血管神经之扩张，或收缩等之作用，今言灸之及于血管如何作用，由兔之实验，在其皮下注"哭来落"，以止总随意运动之，其蹼膜之准毛细管动脉，用显微镜测其幅，次在同侧或反对侧之上，上腿部或胸部之中，用切艾施灸。其血管先初缩少，其后渐次扩大，而血引同时亦着旺盛，此可证明血行不论何时停止，而在毛细管依灸之刺激，再明开始循环。此从蛙之实验而得，确认肠间膜之血管同一变化。次就家兔之耳附着部近处，以切艾施灸其部之血管，于极短时间缩少，其后则强扩张。依照以上之实验，以灸而激其温热之刺激，先反射之功脉缩少，其后以反应之扩张，其血管扩张之度，在施灸组织之近傍为最著。人体亦来血管缩少及反应之扩张，其最著充血者，肉眼能目击之。

3. 灸之血压及作用

由于以上之实验报告，而明灸为血管作用之事，既为血管作用，则及于血压影响，亦属当然之事矣，故欲确知此种关系，先就五次之家兔实验。知其施灸后必有多少之血压升腾，其时动物感温痛，同时血压急急上升，刺激去后，短时间渐次下降而复旧。其上升之度，依于各个之动物及其他不明之原因，而有差异，艾炷极小时，其上升之度少，艾之燃烧速时，其上升之度大。实验所得，最强上升水银压上得一○○①密利米突，最低为一○密利米突。

血压上升之间，心动多缓，且呼吸深，就人体灸后血压影响十二名之患者，应用沙氏血压计检测其最著者，实上升三十二密利米突，最小为五密利米突。

4. 灸之肠蠕动及影响②

剥去家兔腹部之毛，于其部得明见肠之蠕动，此由于目击之实验，即腹部之中央，灸一个者，多引续一回之蠕动，其蠕动之不小者，同时腹部亦明见其高，同时呼吸数亦渐增加。灸后之蠕动间隔一二次，大概要较长时间，其后平均，灸前十分间，蠕动十八次半，灸后十五次半。又

---

① 一○○：100，遵原为未做改动，○即为零（0），下同。

② 灸之肠蠕动及影响：原为"灸之血压及作用"，据目录改。

摄取食事，则蠕动高，施灸时多引续一回蠕动，灸后一二次之间隔，要较长时间，其后蠕动较少，故灸家兔于食后则蠕动高，通常不见多少减少，从通常高之数观之，则见减少。

5. 灸之吸收作用之促进

施灸后既如前述，血管扩张，血压高，血液及淋巴之循环旺盛，而种种渗出物之吸收，亦能促进其他愈着性之疾患，亦有融解作用。

6. 灸之神经系统及作用

施灸之神经系统及其影响，由于神经之种别而异，即依于知觉神经之兴奋，而疼痛过敏者，能制止疼痛。对于此知觉神经之兴奋疼痛制止之理由有二说，一为瞢鲁氏之温热刺激者，对于知觉神经之兴奋，有制止之动作。今又有一说，为皮鲁氏所谓，温热刺激者，良其血液循环，刺激神经之末端，除其疼痛所有之害物质，即直接止痛也。此两说同属，为止痛作用，其理解亦无差异。

7. 灸之精神的及其作用

灸治为温热刺激中，与对方以最强印象，施灸之度频频者，对于感觉之抵抗力，同时亦强，犹之自信力、决断力，或道德的精神高者，行冷水浴之有同样之效果。但亦有由灸刺激，而生新疼者，原来之痛，亦生不快感，此系抑制此等感觉作用之故。又灸点若伟大，效果亦大，所谓暗示作用，在病者愈有力也。

8. 灸与蛋白体疗法

考之施术与白血球之增加点，及其他血清作用点等观之，则灸者与血液中发生或种抗毒素，恰如"滑苦精"血清之注射疗法，同一作用，次则近时从学理的立场而能明之。

从来施血清或"滑苦精"疗法之际，考其随伴者，不过一种蛋白体，依近时学者之研究，即名蛋白体疗法，或非特殊性刺激疗法，而诸学者间亦宣传之。此蛋白体疗法，即蛋白质非经口之输入，而依注射等输入血中，而生活体之疾病治愈转机，起种种作用也。今举蛋白质非经口之输入，即由注射输入，对于生活体之影响如下：

（1）发热，此必然的无之，已经多人证明。

（2）血液，能增加白血球及血小板。

（3）血清之变化，免疫素增加，杀菌力强大。

（4）血液之化学的变化，促进血液之凝固作用。

（5）腺之分泌作用亢进，即乳汁分泌增加，淋巴增加，胆汁增加，胸腺、脾脏、淋巴腺等细胞之核分裂作用增强。

（6）结缔组织之再生作用。

（7）血液增加糖量。

（8）对于皮肤之毒物，增大抵抗力。

（9）新陈代谢之机能旺盛。

以上所称蛋白质之作用，起于非经口之输入，与 X 光线照射、温浴疗法、发泡药等之起皮肤作用，同一作用，亦即施灸与蛋白质之注射，起同一作用。何故而云然？盖灸之温热的刺激作展，及于直接生体，又此温热的刺激，从生活体之蛋白质游离，生蛋白质类似之分解产物，结果如何，可确然判明矣。

五、灸之刺激作用

前论灸①为温热的神经刺激之一，此刺激作用有三：

---

① 原为"刺"，《近世针灸医学全书》亦同，据上下文义"灸"为是。

1. 诱导刺激法

诱导刺激法者，从其有关系之隔离部位施灸，关于患部充血，或郁血而起之炎症疼痛等疾患，以刺激其部之末梢血管神经，而诱导其血液流散，以调整其神经之变调，达治疗之目的之一种方法也。如对于脑充血[①]性之头痛，施灸于肩部、背部之末梢，以扩张此部之毛细血管，以诱导脑之血晕，使脑之血量减少；或如对于因子宫机能之充血性亢进而疼痛，则在其腰部或者下肢末梢部施灸，以扩张此部之血管，起下腹动脉异状；又如对于深部之充血炎症，在其近旁部施灸，以扩张表在之毛细血管等。

2. 直接刺激法

此则在疾患之局部，直接用灸，以刺激其内部之知觉神经，使其传达中枢，以兴奋中枢之神经细胞，更于中枢移于运动神经，使之兴奋，使其局部之血管扩张，增加血液之量，而盛其组织新陈代谢，亢进其对于浮肿及炎症性疾患者渗出物之吸收，以正复其疼痛麻痹，知觉异常之治愈。

3. 反射刺激（又名介达刺激法）

此对于直接疾患不能与以局部刺激，如内脏疾患或深在之神经等，从解剖学上所见，施灸于其中枢，或偏于患部，与以间接刺激之方法也。例如胃消化作用减衰，则刺激于第六乃至第十一背椎神经，传其刺激于交感神经，以正复胃之消化机能是也；又如肾脏之分泌机能减弱，则刺激于上部腰椎神经，传导刺激于各处之交感神经，以发其分泌机能之兴奋是也。

---

① 血：原脱，据《近世针灸医学全书》补。

六、灸之健康及病体作用

灸之健康作用，与所谓灸之生理作用同一意义，则施灸于健体是也。从灸炷而发温热，为一种理学之刺激，从中枢神经系及自律神经系统作用等，而提高神经之兴奋性，加强各神经之作用，则于自律神经之支配下，对于各内脏之活动性高于各种之腺，因之内分泌之机能亢进，或制止血管神经作用，结果血管扩张，旺盛身体之血液循环外，更能增强全身组织之新陈代谢机能。

其他白血球之增加等，与前述蛋白体疗法，同一效果，结果身体之抵抗力强，对于各种病之袭来，能为预防人生，永为无病健康之生涯，实平生最大之幸福也。今昔时异世迁，无论何事，咸有歧异，往昔长命耆年，随处可见，此等长命之人，均能注意于营生之法，施灸亦其中之一大原因。俗歌云：朝起起身多转动，少食灸多为忠孝。常有三里灸、二日灸等以施灸于三里、膏肓、绝骨或三阴交（任何穴所）等。

又灸治之病体作用，如前云，为直接、反射、诱导之三刺激作用，应用各种疾病，而巧于应用此刺激作用，以治愈疾病而奏效果之外，与蛋白疗法同一效果，故血液中或种之抗毒素，以对于各种疾病强其抵抗力，而导其治愈疾病。

七、灸术之应用

不论何种灸法，当应用于临床之时，然病者必先有一番之考察，男女年龄体质、疾病轻重，及受灸之有无经验等，然后定灸炷之大小、软硬壮数，与以适度之刺激。不使太过，不致不及，若太过失度，不特效果不奏，疾病亦成恶化，今为便于初学计，定其适度之标准如下：

1. 小儿与衰弱者：炷如雀粪，十岁前后之小儿，以五壮至十壮为度，大人灸炷如米，以五壮至十壮为度，灸穴以五穴或七穴为适当，多则灸多，反令发生疲劳。

2. 男女之分别：男女灸炷无壮数，可以稍多，普通男子胜任力较女子为大也。

3. 肥瘦之不同：肥人脂肪较多，肌肤壅厚，传热不易，感艾气不足，壮炷亦较瘦者为多，炷达如米足矣。

4. 敏感性与迟钝性者：对于感受性之敏感者，当灸炷燃至中途时，即移去之，重更一枚，候燃近皮肤即去之，反复更换，至着肤为止，灸小儿亦须如此。迟钝性者，炷宜稍大。

5. 施灸经验之有无：关于未经施灸，初起亦宜小炷，壮数亦宜少，以后逐日增加。

6. 病症之状况：凡病属亢进性疾患，如疼痛痉挛抽搐等，炷亦稍大，壮数亦多。虚弱症候，机能减退，麻痹不仁，痿弛无力，宜小炷而壮多。

7. 筋肉劳动者：比精神劳动者，其炷亦大，壮数亦多。

8. 营养不良者：壮炷亦小而数适中，大炷则绝对禁忌之。

上列八条，系参考日本各书所定者，不能云为详尽。壮炷大小，施灸壮数，应须视病之种类，与病者之环境，及精神而变通之。

八、施灸之方法

灸法与针法，手术不同，灸必先以墨点穴，然后行灸，坐点则坐灸，立点则立灸，取穴即正，万不能移动姿势。明堂云：坐则勿令俯仰。千金方云：若倾侧穴不正，徒破好肉耳。余谓好肉虽伤，于体亦有小益，惟与灸之目的，不能直接达到尔。灸与针，虽方法不同，手术互异，而目的则殊途同归也。

九、施灸之前后

十九世纪之前，显微镜未发明，细菌未发现，不甚注意消毒，近来医学进步甚速，凡百病症，几无不有病原菌所感染而成，消毒之学，清洁之法，乃为世所注意。针灸之术，可谓属于创伤治疗，如不严密消毒，难免细菌不乘机进攻，故当施灸之前，应有二种之预备：

甲　施灸用具之预备。坐则须椅，卧则用床，点穴之笔，燃烧之艾，引火之香，皆不能有所缺一。

乙　消毒之预备。从简单之方面言，绵花、石炭酸水，为必具之品。预备既竟，术者手指，应先自消毒，然后为之点穴施灸。灸毕之后，以绵花擦去其灰，复以棉花蘸石炭酸水于灸点上，及其周围擦之，可防止细菌，从创伤之处侵入也。

十、施灸上之注意

施灸之际，患者之姿式既正，而医者为施术上之便利，亦须采取适当之位置，且施灸直接着于肉体，不若针之尚可隔衣施术，故医者之态度，亦宜谨严沉着，乃为最要。

施灸之时，初灸二三壮，艾炷亦小，当火将着肉时，按压其周围，以减少其灼热痛感，后数壮，以右手中指，轻抚其周围即可。

施灸室之选择上，亦有注意者二：

甲、为光线充足，窗明几净，与室外有障隔，避免外人之窥视，非有所秘密，不可宜泄也①。我国重视礼貌，以袒裼裸裎②为可羞，为病者设想计，不能不如是也。

乙、为室内之温度，夏秋之间，气候为温暖，袒裎受灸，原无感受风寒之弊。若在春冬，气候寒冷，解衣不甚，即患感冒。若为长时间之裸背袒胸，则一病未去，一病又起矣，故宜有火炉，以调节室内之温度，决不可草率为之也。

十一、灸痕化脓之理由

直接施灸，不论壮数之多少，必起一水泡，不论水泡之大小，如以其痒感而抓破之，化脓菌因而潜入，遂起化脓作用，此为化脓之一。如灸后水泡之大者，虽不抓破，亦必化脓，乃以其内部组织，为灸火所伤，惹起炎症，产许多之分泌物，贮留于泡皮之下，一时不易干渗，吾人以行动上之关系，易使其破坏，引起化脓之症状也，此为化脓理由者二。水泡之小者，似乎不皆化脓，盖以其范围小，而炎性产出物甚少，最易干燥而结痂，肉芽之形成，可以

---

① 不可宜泄也：《近世针灸医学全书》无此句，遵原文，未做改动。

② 袒裼裸裎："裎"原为"程"，误，径改。其义为脱衣露体，没有礼貌。

迅速也。

十二、灸之善后

灸后化脓，最为禁忌，或有因痛苦以手压之者，最易成脓，宜切戒之，使有无知，失所保护，致灸痕化脓者，可停止数日，即能自愈。

艾灸壮数过多，每每发生溃脓，方书中每谓不溃脓则病不愈，盖亦未必尽然，惟灸至溃脓，艾力已足，病痼当除。未溃者，往往以艾火之力未足，每留病余，昔人每以灸而不溃，用葱等熨法而使之溃，不知艾火力之不足也。溃脓之后，日以葱汤洗之，生肌玉红膏盖之，自然痊愈，惟溃脓之后病尚未愈，当候溃愈后再灸之。

生肌玉红膏：当归二两，白芷五钱，白蜡二两，轻粉四钱，甘草一两二钱，紫草二钱，血竭四钱，麻油一斤。先将当归、白芷、甘草、紫草四味，入油内浸三日，大锅内慢火熬微枯，细绢滤清，将油复入锅内煎滚，入血竭化尽，次下白蜡，微火化开，即行离火，候将凝，入细而轻粉而均和之，用纸摊贴患处。

十三、灸痕化脓之防止法

灸痕之所以化脓，于前已言之，吾人既知其原因，为抓擦破后所感染化脓菌之关系，与火伤范围过大，易于擦破之关系，如就其原因而加防范，则化脓溃烂之事，使之不发生，亦甚易矣。

甲　避免大炷，凡宜以强刺为目的者，则不妨多加壮数，注意灸痕之不使扩大，则火伤之范围小而水泡亦小，炎症性之分泌液汁亦少，痂皮易于干燥，而成硬盖。

乙　于灸后，注意消毒，发生痒感时，绝对不与抓擦，如因不甚而擦破时，即重行严密消毒裹紧，如是决无化脓溃烂之事发生矣。

十四、灸之适应症

施灸既如前述直接、反射、诱导之三作用之刺激，不外佳良血液之循环，与一种之蛋白体疗法，奏同一功效，故对于肺结核、淋巴腺结核、肋膜炎、腺病性体质等，现伟大之效果。其外治一切神经痛、筋肉之痉挛等，知觉运动之麻痹，反依于自律神经系统作用之神经性消化不良。肠之运动机能减弱，而来常习便秘，又因其他充血而生之疾病，则种种炎症，子宫内膜炎，卵巢炎，胃肠加答儿，鼻、口腔、喉头、气管支加答儿，气管支喘息，其他淋病以及从淋毒而来之诸疾患，脚气筋肉关节倭麻质斯等，能有特别之效果。

十五、灸之不适应症及于身体之禁忌症

灸之不适应症，即施灸不奏效，或有时而来有害之疾病也。世之言灸术者，分为不适应症及禁忌症二项，其意义无何等相异，但禁忌症施灸后，非特不奏效，而反多疾患，而不适应症则不加疾患耳。例如法定传染病（虎力拉、赤痢、肠窒扶斯等），急性盲肠炎，急性腹膜炎，凡伴以高热之急性炎症，诸种炎肿、破伤风、丹毒等是。

于身体之禁忌点，不可灸之部位，与针术之不能深刺身体之内部相同，若施灸其部位，必有大害，兹举禁忌之部位如下：

（一）眼球；（二）睾丸；（三）大血管之深在部（如

桡骨动脉之下端，总颈动脉之分歧）；（四）心脏部之多壮施灸，妊娠五月以上之妇女下腹部之多壮施灸，以上皆为宜禁忌之部位。

其他如颜面、手部等施灸，外面表现丑恶之瘢痕，有伤人体之装饰美，可避者避之为良。其外延髓部之多壮施灸，亦属有害。

十六、艾灸之大小及壮数之决定

行灸治上，对于灸炷之大小及壮数之决定，最为重要，就之普通医师，应各患者而决定药之分量也。盖灸治虽万人同一，而壮之大小与壮数则不可同一，大小壮数，如何决定，第一宜视其年龄，而后再视观其体质与性之区别（男女之别）营养良否，最后更因病症而适宜决定之。

小儿或大人体质之虚弱者，对于结核性疾患之消耗性病者，如艾炷不小，壮数不少，虽受火热，施灸后必觉疲劳。此外对于痉挛性之疾患，以兴奋而欲达镇静之目的者，以壮数多，艾炷大为良，又对于麻痹性之疾患，而欲达兴奋之目的者，艾炷宜大，壮数宜少。

十七、施灸点之决定及取穴法

灸术施灸点，古来与针术同依经穴法行之，此项对于各病症之施灸点，于治疗学略论之，须基于解剖学，熟知骨、筋、肉、内脏等之位置形状，脉管神经之分布状态，并知生理学之作用，与灸科学合而决定之，如有差错，即不能定施灸点。故于治疗学内就各病症之施灸点，宜一一牢记其大纲，迨将来实际应用时，虽千变万化，自能领会。且古来所定之经穴，从今日解剖学生理学上观之，其理论与实际，效果亦多符合，其中虽多不合理之个所，但学者从经穴编学经穴时，能对照生理、解剖以及针灸学各科，深习而研究之，其庶几矣。

又从解剖生理学上所见不合理之经穴，而对于病症，亦多奏良效，此点不为多数临床家所公认，此亦解剖生理之知识所未能判定，须候将来化学进步而后可解此种疑点，是吾等所共同期待者也。

十八、熨引法

熨引为古治病法之一，或以药物熨帖而按之，或摇动其筋节为导引也，《素问·血气形志篇》曰：形苦志乐，病生于筋，治之以熨引。熨者以药物炒热，磨熨患处也。《灵枢·寿夭刚柔篇》曰：刺大人者，以药熨之。按治病除各随病症以药熨之外，又有酒熨、铁熨、葱熨诸法，兹略述于下：

一、酒熨：以上好烧酒炖热，将布二块，蘸酒自胸向上擦抹，布冷再换热布，轮流换用，如此数次，气机自通，凡瘟疫伤寒时症，或食后烦乱，心胸胀闷、气郁不舒者宜之。

二、铁熨：以敲火钱镰二三块，在石板上敲令极热，置患处时时轮流顺熨（不宜倒熨），初起微痛，久则痛止毒消，凡乳岩、流注、失荣、瘰疬、恶核、痰核等一切阴症初起未成者宜之。

三、葱熨：大葱一握，隔汤蒸热，以线紧切平其根，乘热熨背上，冷即更换，得微汗为效，倦则止之，来日再熨如前。此法大能祛风散寒活血止痛，为消肿解毒之妙法，治痈肿被风，发热胀痛，风痰流注，便毒初起，跌打损伤肿痛，及妇人吹乳、乳痈等症。

葱一握，炙热捣烂作饼，敷于痛处，用厚布二三层，以熨斗熨之，治产后恶露流于腰臂关节之处，或漫肿或结块，久而作痛，肢体倦怠者，此系傅青主生化编方所述。

十九、灸法之种种

（一）普通灸法

于肌肤痛伤处，衬以姜片或盐末按有用枣肉或大蒜片或铜币银币者，而以艾绒小团灼于其上，或针入肌肤之中，而以艾绒烧灼针之外端也。凡阳寒停滞经络者最宜，若阴症而不灸，则寒气重凝，阳毒内聚，厥气上冲，血络益滞，而成痼疾，若阳症而误灸，则焦骨伤筋火毒益甚，阴液愈亏，而成坏证矣。

（二）药物灸法

灸法本用艾作炷灸之，后人有发明用药灸者，即艾炷中和入药物如硫黄、麝香等而灸之，助以药力易于透入筋肉（按易于透入则未必，助长其热力是矣）可以减少艾绒壮数，法至善也。又有雷火针者，用辛香活血通络之药物，和以艾绒卷如竹筒，燃煮，隔布而熨于穴上，使药气热气窜入穴中而愈病，效果极佳。

（三）隔蒜灸法

大蒜切成片，约三钱厚，安疮头上，用大艾壮灸之，三壮即换一蒜片。若漫肿无头者，以湿纸覆其上，视其先干处，置蒜片灸之，两三处先干，两三处齐灸之。有一点白粒如粟，四围红肿如钱者，即于白粒上灸之。若疮势大，日数多者，以蒜捣烂，铺于疮上，艾铺蒜上灸之，蒜败再易，以知痛甚为效。凡痈疽流注鹤膝风，每日灸二三十壮。痈疽阴疮等证，艾数必多，宜先服获心散，以防火气入内。灸小儿先将蒜置大人臂上，燃艾候蒜温，即移于小儿毒上，其法照前。经云：寒邪客于经络之中则血涩，血涩则不通，不通则卫气从之，壅遏而不得行故热，大热不止则肉腐为脓，盖毒原本于火，然于外寒相搏，故以艾火蒜灸之使开结其毒，以移深居浅也。

（四）黄蜡灸法

凡痈疽发背恶疮顽疮，先以湿面随肿根作圈，高寸余，实贴皮上，如井口形，勿令渗漏，圈外围布数重，防火气烘肤，圈内铺蜡屑三四分厚，次以铜漏勺盛桑木炭火，悬蜡上烘之，令蜡化至滚，再添蜡屑，随深以井满为度。皮不痛者毒浅，灸之知痛为止；皮痛者毒深，灸至不知痛为度。去火杓，即喷冷水少许于蜡上，俟冷起蜡，蜡底之色青黑，此毒出之征也，如漫肿无头者，亦以湿纸试之于先干处灸之。初起者一二次即消，已成者二三次即溃，疮久溃不敛，四围顽硬者，即于疮口上灸之，蜡从孔入，愈深愈妙，其顽腐瘀脓尽化，收敛甚速。

（五）附子饼灸法

生川附子为末，黄酒合作饼，如三钱厚，安疮上，以艾壮灸之，每日灸数壮，但令微热，勿令疼痛，如饼干再易饼灸之，务以疮口红活为度，治溃疡气血俱虚，不能收敛，或风寒袭之，以致血气不能运行者，实有奇验。诸疮患久成漏者，常有脓水不绝，其脓不臭，内无歹肉，尤宜用附子浸透，切作大片，厚二三分，于疮着艾灸之。仍服内托之药，隔二三日再灸之，不五七次，自然肌肉长满矣。

至有脓水恶物渐渍根深者，郭氏用白面、硫黄、大蒜三物一处捣烂，看疮大小，捻作饼子厚约三分，安疮上用艾灸二十一壮，一灸一易，灸后四五日，方用挺子。纴入疮内，歹肉尽去，好肉长平，然后贴收敛之药，内服应病之剂，调理即瘥矣。

（六）隔豉饼灸与蛴螬灸法

夫疽则宜灸不宜烙，痈则宜烙不宜灸，丹瘤肿毒，溃之，肿皮光软，则针开之，以泻其毒，治疮之手法，迨不过此，而各有所宜。故圣惠方论曰，认是疽疮，便宜灸之，一二百壮，如绿豆许大，灸后觉似燃痛，乃是火气下撤，肿内热气，被火导之随火而出，所以然也。若其疮痒，宜隔豉饼灸之，其饼须以椒、姜、盐、葱，相和捣烂，捏作饼子，厚薄如折三钱，当疮头豉饼子上灸之，若觉太热，即抬起，又安其上，饼子若干，更换新者尤佳。若其疮痛，即须急灸，壮数多为妙。若其脓已成者，慎不可灸，即便针开之，即得瘥也。若诸疮经久不瘥，变成瘘者，宜用硫黄灸法灸之，其法硫黄一块，可疮口大小安之，别取少许硫黄于火上烧，用钗尖挑起。点硫黄令着三五遍，取脓水干差为度。若其发背初生，即宜上饼灸法灸之，初觉背上有疮疼痒颇异，认是发背，即取净土水和捻作饼子，径一寸厚二分，砧着疮上，以艾作炷灸之，一炷一易饼子，其疮粟米大时，可灸七七炷，其疮如钱许大，日夜不住灸，以瘥为度。疽瘘恶疮诸医不验者，取蛴螬剪去两头，安疮口上，以艾灸之，七壮一易，不过七枚，无不效者。又法用乞火婆虫灸之，同前法，累验神效，人皆秘之，往往父子不传，又法赤皮蒜捣烂焊作饼子，一如豆豉饼子灸法灸之，弥佳。

（七）黄帝灸法

（1）男妇虚劳，阴疽骨蚀，肺伤寒，缠喉风，老人气喘，老人二便不禁，妇人脐下或下部出脓水，妇人半产，久则成虚劳水肿，妇人产后热不退，恐渐成痨瘵，以上各症，灸脐下三百壮。

（2）男妇水肿，久患脾疟，气厥尸厥，死脉及恶脉见，肾虚面黑色，以上各症，灸脐下五百壮。

（3）急慢惊风，灸中脘四百壮。

（4）黄黑疸，灸命关二百壮。

（5）久患伛偻不伸，灸脐俞一百壮。

（6）产后血晕，妇人无故风搐发昏，呕吐不食，以上各症，灸中脘五十壮。

（7）鬼魔着人昏闷，灸前顶穴五十壮。

（8）久患脚气，灸涌泉穴五十壮。

（9）暑月腹痛，灸脐下三十壮。

（10）妇人产后，腹胀水肿，灸命关百壮，脐下三百壮。鬼邪着入，灸巨阙五十壮，脐下三百壮。

（八）扁鹊灸法

（1）凡诸病困重，尚有一毫真气，灸命关二穴二三百壮，能保固不死（穴在胁下脘中，举臂取之，对中脘，向乳三角取之）。

（2）凡一切大病，中风失音，手足不遂，大风癫疾，灸肾俞二穴二三日壮（穴在十四椎两旁，各开一寸五分）。

（3）两目眮眮，不能视远，及腰脐沉重，行步乏力，须灸中脘脐下，待灸疮发过，方灸三里二穴，以出热气自愈（三里穴在膝眼下三寸，举足取之）。

（4）肺气重，行步少力，灸承山二穴（穴在腿肚下，挺脚指取之）。

（5）远年脚气肿痛，或脚心连胫骨痛，或下腿粗肿，沉重少力，可灸涌泉二穴五十壮（穴在足心宛宛中）。

（6）偏头痛，眼欲失明，灸脑空二穴七壮自愈（穴在耳尖角上，排三指尽处）。

（7）太阳连脑痛，灸目明二穴三十壮（穴在口面骨二瞳子上入发际）。

（8）久患风腰痛，灸腰俞二穴五十壮（穴在脊骨二十一椎下）。

（9）癫顶痛，两眼失明，灸前顶二穴（穴在鼻上入发际三寸五分）。

（九）窦材灸法

（1）中风半身不遂，语言謇涩，乃肾气虚损也，灸关元五百壮。

（2）伤寒少阴病症，六脉缓，昏睡自语，身重如山，或生黑靥，噫气，吐痰腹胀，指冷过节，急灸关元三百壮可保。

（3）伤寒太阴症，身凉足冷过节，六脉弦紧，发黄紫斑，多吐涎沫，发燥热，噫气，急灸关元、命关各三百壮，伤寒惟此二证害人甚速。

（4）脑疽发背，诸般疔疮恶毒，须灸关元三百壮，以保肾气。

（5）急喉痹，颐粗颔肿，水谷不下，此乃胃气虚，风寒客肺也，灸天突五十壮。

（6）虚劳咳嗽潮热，咯血吐血，六脉弦紧，此乃肾气损而欲脱也，急灸关元三百壮。

（7）水肿膨胀，小便不通，气喘不卧，此乃脾气大损也，急灸命关二百壮，以救脾气，再灸关元三百壮，以扶肾水，自运消矣。

（8）脾泻注下，乃脾肾气损，二三日能损人性命，亦灸命关、关元各三百壮。

（9）休息痢，下五色脓者，乃脾气损也，半月间则损人性命，亦灸命关、关元各三百壮。

（10）霍乱吐泻，乃冷物伤胃，灸中脘五十壮，若四肢厥冷，六脉微细者，其阳欲脱，急灸关元三百壮。

（11）疟疾，乃冷物积滞而成，不过十日半月自愈，若延绵不绝，乃成脾疟气虚也，久则元气脱尽而死，灸中脘及左命关各百壮。

（12）黄疸，眼目及遍身皆黄，小便赤色，乃冷物伤脾所致，灸左命关百壮忌服凉药，若兼黑疸，乃房劳伤肾，再灸命关三百壮。

（13）翻胃，食已即吐，乃饮食失节，脾气损也，灸命关三百壮。

（14）尸厥，不省人事，又名气厥，灸中脘五十壮。

（15）风狂妄语，乃心气不足，为风邪客于包络也，先服睡圣散，灸巨阙穴七十壮，灸疮发过，再灸三里五十壮。

（16）胁痛不止，乃饮食伤脾，灸左命关一百壮。

（17）两胁连心痛，乃恚怒伤肝脾肾三经，灸左命关二百壮，关元三百壮。

（18）肺寒胸膈胀时吐酸，逆气上攻，食已作饱，困倦无力，口中如含冰雪，此名冷劳，又名膏肓病，乃冷物伤肺，反服凉药，损其肺气，灸中府二穴，各二百壮。

（19）咳嗽病因形寒饮冷，冰消肺气，灸天突穴五十壮。

（20）久嗽不止，灸肺俞二穴，各五十壮即止，若伤寒后，或中年久嗽不止恐成虚劳，当灸关元三百壮。

（21）疬风，因卧风湿地处，受其毒气，中于五脏，令人面目庞起如黑云，或偏身如锥刺，或两手顽麻，灸五脏俞穴，先灸肺俞，次心俞、脾俞，再灸肝俞、肾俞，各五十壮，周而复始，病愈为度。

（22）暑月发燥热，乃冷物伤脾胃肾气所致，灸命关二百壮，或心膈胀闷作疼，灸左命关五十壮，若作中暑，服凉药即死矣。

（23）中风病，方书灸百会、肩井、曲池、三里等穴，多不效，此非黄帝正法，灸关元五百壮，百发百中。

（24）中风失音，乃肺肾气损，金水不生，灸关元五百壮。

（25）肠癖下血，久不止，此饮食冷物，损大肠气也，灸神阙穴三百壮。

（26）虚劳人及老人，与病后大便不通，难服利药，灸神阙一百壮自通。

（27）小便下血，乃房事劳损肾气，灸关元二百壮。

（28）砂石淋诸药不效，乃肾家虚火所凝也，灸关元三百壮。

（29）上消病，日饮水三五升，乃心肺壅热，又吃冷物，伤肺肾之气，灸关元一百壮，可以免死，或春灸气海，秋灸关元，三百壮，口生津液。

（30）中消病多食，而四肢羸瘦，困倦无力，乃脾胃肾虚也，当灸关元百壮。

（31）腰足不仁，行步少力，乃房劳损肾，以致骨痿，急灸关元五百壮。

（32）昏默不省人事，饮食欲进不进，或卧或不卧，或行或不行，莫知病之所在，乃思虑太过耗伤心血故也，灸巨关五十壮。

（33）贼风入耳，口眼歪斜，随左右灸地仓五十壮。

（34）顽癣浸淫，或小儿秃疮，皆汗出如水，湿淫皮毛而起也，于生疮处隔三寸，灸三壮出黄水愈。

（35）行路忽上膝及腿如锥痛，乃风湿所袭，于痛处灸三十壮。

（36）寒湿腰痛，灸腰俞穴五十壮。

（37）老人气喘乃肾虚气不归海灸关元二百壮。

（38）脚气少力，或顽麻疼痛，灸涌泉穴五十壮。

（十）灸膏肓法

主治阳气亏弱，诸风，痼冷，梦遗上气，呃逆膈噎，狂惑妄误百症。取穴须令患人就床平坐，曲膝齐胸，以两手围其足膝，使髀骨开离，勿令摇动，以指按四椎微下一分，五椎微上二分，点墨记之即以墨平画相去六寸许，肋间空处容侧指许，灸之百壮千壮。灸后觉气壅盛，可灸气海及足三里，泻火实下，灸后令人阳盛，当消息以自保养，不可纵欲。

（十一）灸一切冷气法

若猝悉小肠疝气，一切冷气，连脐腹结痛，小便遗溺，灸大敦二穴，在足大指之端，去爪甲韭叶许，及三毛丛中是穴，灸三壮。若小肠猝疝，脐腹疼痛，四肢不举，小便涩滞，身重足痿，三阴交二穴，在足内踝骨上三寸是穴，宜针三分灸二壮极妙。

（十二）灸痔漏法

痔疾未深，止灸长强甚效，如年深者，可用槐枝马兰根一握，先煎汤取水三碗，用一碗半，乘热以小口瓶熏洗，令肿退，于患处根上灸之，尖头灸不效，或用药水盆洗肿微退，然后灸，觉一团火气通入肠，至胸乃效，灸至二十余壮，更忌毒物，永愈，随以竹片护火气，勿伤两边好肉。

（十三）灸目疣法

眼皮上下胜出一小核是也，若坚不自破，久则如杯如掌，而成瘤矣。若初起小核时，即先用细艾如粟米放患上，令患者卧，目紧闭，以隔蒜片灸三四壮，外将膏药贴之，又用紫背天葵子，拣净二两，煮醋酒一壶半，皂角子二三粒，炮熟，研细，饮酒时擦上自消。

灸科学讲义完

配穴概论讲义

中州杨医亚编纂
北平中固针灸学术研究所印行

配穴——配穴云者，乃某穴之特性，与某穴之特性，互相往使，而成特效之功用，犹之用药，某药为君，某药为臣，相得益彰也。故研究针灸者，不知穴之配合，犹之癫马乱跑，不独不能治病，且有使病机变生他种危险之状态，不观市医乎，往往使病者得无穷之危机，此末得师传也，爰特编述，以与诸君研讨也。

（一）大椎、曲池、合谷

大椎手足三阳督脉之会，纯阳主表，故凡外感六淫之在于表者，皆能疏解也，佐以曲池、合谷者，以阳从阳，助大椎而斡旋营卫，清里以达表也。审其身热自汗，则泻大椎以解肌，无汗恶寒，则补大椎以发表，或先补而后泻，或先泻而后补，神而明之，存乎其人矣。至于外感变症，至繁且杂，兼他症者，尤必兼而治之，是以邪在于经，头项强痛者，则加风池（透风腑①），热甚而心烦溺赤者，则加内关；谵语便燥胃家实者，则加丰隆、三里；胁痛呕吐见少阳症者，则加支沟、阳陵泉；气逆喘嗽，则加鱼际；伤风鼻塞，则加上星；又若疟疾之病，虽有表里阴阳之别，

---

① 风腑：疑为"风府"，考《实用针灸学》《近世针灸医学全书》皆为风腑，故未做改动。

而其寒往热来，无不关乎营卫，故是法亦能兼治；再如骨蒸潮热盗汗等症，虽系虚劳损之候，但采用此法，亦大有养阴清热之功，谁谓个中无活泼天机耶。

（二）合谷、复溜

二穴止汗发汗，书有明文，针家皆知之，而其所以能止汗发汗之理，则多未知也。试申言之，夫止汗补复溜者，以复溜属肾，能温肾中之阳，升膀胱之气，使达于周身而外卫自实也。泻合谷者，即所以清气分之热，热解则汗自止矣。发汗补合谷者，则以合谷属阳，清轻走表，故能发表托邪，随汗出而解也，佐以泻复溜者，疏外围之阳，而成其开皮毛之作用也。至若阳虚之自汗，阴虚之盗汗，固与外邪有别，而合谷、复溜亦能止之者，盖又以复溜，匪特能温肾中之阳，亦且以滋肾中之阴也，尤有进者，寒饮喘逆水肿等症，余推详其理，借以复溜以振阳行水，合谷以利气降逆，颇有奇效，可见此中变化无穷，学者当隅反之。

（三）曲池、合谷

二穴属手阳明经，主气，曲池走而不守，合谷升而能散，二穴相合，清热散风，为清理上焦之妙法，以清轻之气上浮故也。头者诸阳之会也，耳目口鼻咽喉者，清窍也，故禀清阳之气者，皆能上走头面诸窍也，以合谷之轻，载曲池之走，上升于头面诸窍，而实行其清散作用，故能扬荡一切邪秽，消弭一切障碍也。虽然二穴之上行也，漫无定所，苟欲其专达某处，势必再取某穴以为向导，则其径捷，其力专，其收效也亦速，故头痛头晕，取风池、头维，目赤目翳，如丝竹、睛明；鼻痔鼻渊，配迎香、禾髎；耳鸣耳聋，选听会、翳风；口臭舌裂，水沟、劳宫；咽肿喉痹，鱼际、颊车；龈腹齿痛，则有下关；口眼㖞斜，则参地仓；君臣合力，标本兼施，何患疾之不瘳也乎。

（四）水沟、风府

风者，百病之长也，若善行而数变。金匮曰：邪入于脏，舌即难言口吐涎；盖肾脉挟舌本，脾脉络舌本散舌下，心之别路亦系舌本，故风邪中于此三脏，则令人舌强难言，口吐涎而神昏不省也。又三阳之经井络入颔颊挟于口，今诸阳为风寒所客，故经急而口噤不开也。是法补水沟以开关解噤，通阳安神，泻风府搜舌本之风，舒三阳之经，凡一切卒中急症，邪关不开，不省人事，施之关窍立开，随印苏醒，语言自和，转危为安，诚针科之首选，起死回生之宝筏也。他如口眼㖞斜，偏枯不遂等症，虽有中经中络之别，然异流同源，亦其所宜焉。

（五）肩髃、曲池

二穴皆属手阳明大肠经，大肠为肺之腑，故是法有调理肺气之特效，尤妙在肩髃卧针，有舒通之象，而曲池更走而不守，擅能宣气行血，搜风逐邪，二者相配，真可谓之珠联璧合，举凡一切经络客邪气血阻滞之病，无不能舒畅而调和之，而尤以中风偏枯诸痹七气等症为对工，所谓一通百通也。昔仲景有云：客气邪风，中人多死。预料此法风行后，其或能减少客气邪风中人之死率欤。

（六）环跳、阳陵泉

二穴皆属足少阳胆经，厥性舒通宣散，善能理气调血、驱风祛湿，且阳陵泉又为筋之所会，尤有舒筋利节之功，故凡中风偏枯不遂、诸痹不仁，以及瘰疬筋挛、腰痛痿废等症，皆其杰奏。余尝以环跳拟肩髃、阳陵拟曲池，以彼此上下相应，形性相仿，而功效又雷同者也。

（七） 曲池、委中、下廉

痹者风寒湿三邪合而为病也。风气胜者为行痹，以风性游走也。寒气胜者为痛痹，以寒性凝结也。湿气胜者，为着痹，以湿性重着也。主以是法者，曲池搜风以行湿，委中疏风以利湿，下廉通阳以渗湿。其寒气胜者则补泻兼行，散寒祛风而燥湿，兼以各舒其经，各通其络，邪去而经络亦通，何痹之有哉。

（八） 曲池、阳陵泉

曲池居于肘内，阳陵泉居于膝下，同为大关节要，曲池行气血通经络，阳陵泉疏经利节，皆具有宣通下降之功，以之配合，相德益彰，百症赋列其治半身不遂，是举其要，余如瘰疬历节诸痹等症，可一望而知矣。且也，二穴尤有降浊泻火之功，曲池清肺走表，阳陵泉泻肝胆平里，今因推广其用，凡肝肺抑郁、胸胁作痛，或热结肠胃、腹胀便浊等等，借其清利疏泄之力，靡不获效，由是可见穴法之妙，全在善用者之配合也。

（九） 曲池、三阴交

一阴一阳，恰相配偶，曲池性游走通导，擅能清热搜风，三阴交乃三阴之会，为肝脾肾三经之枢纽，亦即血科之主穴，二者相合，曲池入三阴之分，故能清血中之热，搜血中之风，而瘀自行血自行矣。是以诸般肿痛，得之而肿消痛止；花柳毒疮，得之而毒消疮平；余如风湿诸痹、腰痛、脚气、瘰疬，以及妇女崩带、瘕聚、经闭等症，尤能着手成春也。

（十）　三里、三阴交

三里升阳益胃，三阴交滋阴健脾，阴阳相配，为脾胃虚寒气血亏薄之主法，虚损门所不可少者也。亦有胃浊脾弱、阳亢阴亏者，则补阴之中，势必兼行清导，补三阴交泻三里是也。更有阳虚气乏，风湿客邪成痹腿胕麻木疼痛者，则一以振阳气，一以和阴血，合而舒经利痹，其功效尤卓著者也。

（十一）　阳陵泉、三里

阳陵泉为胆经之关键，三里为胃府之枢纽，二穴相合，泻阳陵泉以肃清净之府，平肝火之横，降上逆之势，输胆汁入胃，从木疏土而完成其"中精之府"之吏能也，再泻三里以导肾中之浊，通胃之阳，于是清阳得升，浊阴得降。凡木土不和之病，如中消、停痰、吞酸、口苦、泄泻、呕吐等症，得之自然烟消瓦解，而饮食亦因之畅和矣。且阳陵泉为筋之所会，大有舒筋利节、搜风祛湿之特力，三里亦有通阳活血、燥湿散寒之功能，更进而治诸痹、膝痛、筋挛历节、痿躄、脚气等症，亦未始非针法之妙用也。

（十二）　四关

四关者，合谷、太冲四穴也，经为奇穴，以之名关，盖有精义存焉。夫合谷原穴也，太冲亦原穴也，以形势言，合谷位于合歧之间，而太冲亦位于两歧之间，是二者相同之处也。再以性质言，合谷属阳主气，而太冲则属阴主血，是又二者同中之异也。然二者之同，正所以成其虎口冲要之名，二者之异，亦正所以竟其斩关破巢之功，规其开关节以搜风理痹，行气血以通经行瘀，及乎配丰隆、阳陵泉以坠痰泻火而治癫狂，配百会、神门以镇痉安神而疗五痫，是明证矣。

（十三）丰隆、阳陵泉

二穴为通大便之主法，何以言之？夫丰隆为足阳明胃经之络脉，别走太阴，其性通降，从阳明以下行也，得太阴湿土以润下也，阳陵泉性亦沉降，斜针向下透三里，从木以疏土也。余尝以是法拟承气，有承气之功，而不若承气之猛峻，其治癫狂等症，非但泻其实，亦且折其痰也。

（十四）气海、天枢

气海者，气血之会，呼吸之根，藏精之所，生气之海，下焦至要之穴也，补之益脏，真回生气，温下元，振肾阳，有如釜底添薪，故能蒸发膀胱之水，使化气上腾，而布于周身也。天枢乃大肠之募，胃经之穴，其分理水谷糟粕，清导一切浊滞实有特效，以之与气海相配，取气海振下焦之阳，以散群阴，取天枢调肠胃之气，以利运行，故擅治腹寒、疝瘕、奔豚、脱阳失精，阴缩、厥逆、胀满、疼痛、气喘，小便不利，妇女转胞、崩带、月事不调等症，为虚劳羸瘦、积寒痼冷之首法，转较诸天雄散、肾气丸等方，且犹过之无不及也。

（十五）中脘、三里

经云，阳明之上，燥气治之，燥者，阳明之本气也，胃腑禀此燥气，故能消腐水谷，若此燥气不足，则水谷停矣，太过则又为中消、噎膈等症，燥气之关乎胃者如此。是法专理胃腑，兼治腹中一切疾病，君以中脘者，以中为六腑之会，胃之募也，臣以三里者，正所以应中脘而安胃也，审其胃中虚寒，饭食不下，腹痛积聚，或停痰蓄饮者，则补中脘即所以壮胃气散寒邪也，泻三里者，引胃气下行，降浊导滞，而襄助中脘以利运行也。其或胃腑燥化太过，消谷引饮、呕吐、反胃者，则中脘亦可酌泻也。至于霍乱为病，总由夏秋之时，饮食不节，暑湿污秽扰乱中宫，以致清浊不分，阴阳混淆，上吐下泻，腹中疼痛而挥霍变乱，治之先刺出恶血以去暑湿，然后补中脘以升清，泻三里以降浊，中气调畅，阴阳接续，斯愈矣。再者胃病而兼有其他症候者，兼治必须加减，如下焦虚寒补气海，上焦郁势泻通谷，脏气微补章门，肠中滞泻天枢，或取上脘，或取三里等是也。

（十六）合谷、三里

二穴皆属阳明，一手一足，上下相应，合谷为大肠经原穴，能升能降，能宣能通，三里为土中真土，补之益气升消，泻之通阳降浊，二穴相合，肠胃并调。若清阳下陷、胃气虚弱、纳谷不畅者，则补三里应合谷以升下陷之阳，俾胃气充而食自进，若湿热雍塞、浊滞中宫，或蓄食停饮而腹胀噫哕者，则泻三里引合谷下行以导浊降逆，斯中宫利而气自畅矣，昔贤调理中宫以宣通为胃腑立法，信不诬也。

（十七）三里二穴

五脏六腑，皆赖胃气以为营养，有胃气则生，无胃气则死①，盖以胃为后天之本，水谷之海，主消纳者也。胃气盛则纳谷自畅，营养自周，否则脏腑失养而生气绝矣。夫胃者戊土也，三里者合土也，是三里为土中真土，胃之

---

① 有胃气则生，无胃气则死：原为"有胃气则死"，据陈景文《实用针灸学》

枢纽，后天精华之所根也。秦承祖云：诸病医治。盖又以胃为五脏六腑之海也，余取之以壮人身之元阳，补脏腑之亏损，凡寒气积聚之癥瘕，皆得而温之化之，湿浊弥漫之肿胀，亦得而燥之消之，至其升清降浊之功，导痰行滞之力补中升阳等方，不能擅美于前也。

（十八）劳宫、三里

劳宫属心包络，性清善降，功能理劳役气滞，开七情郁结，尤擅清胸膈之热，导火腑下行之路，与三里相合，大泻心胃之火，挫上逆之热，凡结胸、痞闷、呕吐、干哕、噫气、吞酸、烦倦、嗜卧等症，无不效若桴鼓，用针者其勿忽诸。

（十九）三阴交二穴

李东垣治病以脾胃为主，宗之者颇不乏人，惟立方皆升提辛燥，与阴虚体质大相违背，自唐容川氏滋脾阴说唱兴以来，深得医林多数人之信仰。盖脾阳虚陷运化失司，诚宜盛气升阳，若脾阴枯槁，津液不行者，则温燥之法，断断乎不可尝试，而当滋阴润燥者也。考三阴①交为肝脾肾三经之交会，故其补脾之中，间接可补肝阴肾阳，是三阴交独有气血两补之功，不特为女科之主穴，亦且为内伤虚劳杂病门中之要法也，其治腹痛、泻痢、疝瘕、转胞、崩带、经闭、绝嗣等症，较之理中、建中、八珍、肾气等方，实不可同日而语也。

（二十）隐白二穴

脾主运化，全赖阳气为之旋转，苟脾阳不运，则腹胀、

① 阴：原为阳，据上文改。

泻泄、倦怠少气、崩带等症作矣，东垣立补中、调中、升阳等方，即本此意。余取隐白，将复如是，缘隐白为太阴之根，补之大益脾气，升举下陷之阳，温散沉疴之寒，直如流驭中州之主师，内伤虚劳门中之良相，所谓扶中央即可固四维也。

（二十一）大敦二穴

肝主筋，前阴为宗筋所聚，而足厥阴之经，又环阴器抵小腹，故诸疝皆属于肝，大敦为肝经井穴，余取其直接舒筋调肝祛邪，寒则补之，热则泻之，兼风湿者加曲池、委中，寒甚卵缩引小腹痛者加隐白，见效后再取三阴交、太冲、行间、中封、蠡沟、曲泉诸穴继之，即可痊愈。又若妇女寒瘕下坠，痛引小腹阴挺，肿痛等症，与男子诸疝无异，故此法亦为对症，学者其细参可也。

（二十二）大椎、内关

夫饮水邪也，水停于胸膈之间，气道壅塞，则作喘咳嗽、吐逆等症，然水何以能停也，是又常责之于三焦。经云：三焦者，决渎之官，水道出焉。盖三焦即人身之油膜，水之道路，全在油膜之中，人饮之水，由三焦而下膀胱，则决渎通畅，水自无停留之患，如三焦之油膜不利，于是水道闭塞，气化不行，而饮症作矣。此法大椎为督脉手足三阳之会，余取之以调太阳之气，气行则水自利也，内关为手厥阴心主之络，别走少阳三焦，余取之宣心阳以退其群阴，利油膜以通其淤塞，则决渎畅而饮症自除矣，是说本自《内经》，参之唐氏，又与仲景青龙、苓桂诸方吻合，其亦愚者之千虑一得欤。

（二十三）内关、三阴交

内关手厥阴心之络，别走少阳三焦，能清心胸郁热，使从水道下行，配以三阴交滋阴养血、交济坎离，为阴虚劳损之要法。盖下焦之阴精一亏，则上焦之阳独亢，而骨蒸盗汗、咳嗽、失血、梦遗、经闭等症作矣，内关清上，三阴交滋下，一以和阳，一以固阴，阴阳和合，斯可以滋生化育矣。

（二十四）鱼际、太溪

虚劳之病，现咳嗽、吐血、骨蒸潮热者，十居七八，皆缘近世之人，溺于酒色，沉于思欲，脾肾两亏，阴液枯涸，不能上滋心肺，以致火炎肺萎，柔金遭克，遂现损症。施治大法，宜仿喻氏清燥救肺汤之意，清火势以减金刑，滋阴液以润肺燥，水火交济，子母相生，庶几有一线生机也。是法君太溪补水中之土，润燥而生金，臣鱼际泻金中之火，逐邪而挟正，理肾者兼理色欲，清肺者亦清酒伤，丝丝入扣，宜其累奏奇功也。

（二十五）天柱、大杼二穴

东垣曰，五脏气乱于头者，取之天柱、大杼，不补不泻，以导气而已，旨在斯言。夫膀胱者，州都之官，气化所出，故统周身之阳气，而名太阳经也。且五脏之俞穴，皆在与背，是五脏之气，又皆通于太阳也。若夫气乱于头者，则头晕目眩者有之，头冒者有之，头中鸣者亦有之。治者当然以导气下行为定律，今考天柱、大杼二穴，皆属足太阳经，而大杼更为督脉别络，手足太阳少阳之会，其能调理气道可知。至云不补不泻者，盖又以气既乱矣，补之泻之，皆足以益其乱，故不必燥之过急，但觅得其头绪，徐徐导之，使循太阳经而下，则无紊乱之弊矣。再如风寒客于太阳之经，头项脊背强痛，是法亦所当用，惟邪之所在，势不得不行泻法，以舒经散邪也。

（二十六）巨骨二穴

巨骨属手阳明大肠经，穴在肩端两叉骨罅中，刺之居高临下，宛如左右各树一镇压物然，且其性沉降，大能开胸镇逆，宣肺利气，举反胸中瘀滞及一切上逆之邪，均能推之使下，故为定喘之无上妙法。他如咳逆上气、肝火上冲、呕血、吐血等症，亦能挫其上逆之势，急切收效也。

（二十七）俞府、云门二穴

咳嗽喘息，本至普通之症，而施治每多不效，何也？一言以蔽之，要皆未彻底认识其标本原因也。夫咳嗽喘息，固是肺病，然而近因也，标病也，其根本原因，固不在肺，而在肾也，以肾司收纳，冲脉又交乎肾经，至胸中而散，若下元空虚，收纳失司，则浊阴之气，随冲脉上逆入胸，鼓动肺叶，故咳嗽而喘息也。今人不问来源，只知治肺，一味宣散清利，轻者或可取效一时，重则不啻隔靴搔痒，毫无所觉，良以肺部未惶廓清，而冲气已复上逆，前仆后继，尚梦想咳止嗽停喘定耶。余取此法，君俞府以降冲气之逆，理肾气之源，佐云门以开胸顺气，导痰理肺，标本兼施，则诸症悉愈矣。亦有阴火随冲脉上逆，以致胸中结闷、烦热、呛咳者，此法亦有奇效，是又在学者之遴选耳。

（二十八）气海、关元、中极、子宫

方书求嗣之方，不胜枚举，而有应不应者，何也？盖末得其症结所在故耳，经云：女子二七，天癸至，任脉通，

太冲脉盛，月事以时下；男子二八，肾气盛，天癸至，精气①溢泻。又云，阴阳和，故有子。夫惟其阴阳和始能有子，惟其女子月事以时下，男子精气溢泻，阴阳斯之谓和，否则阴阳既不和，则子嗣又无从而得哉。是以求嗣之道，男子首在调精，女子首在经行，在男子有淫欲过度，阴精亏竭，稀薄散淡者，亦有先天不足，肾气不充，精不注射者，在女子则月经不调之外，更有子宫寒冷，胞门闭塞者，凡此等等，皆无成孕之可能，求嗣之士，可知着眼所在矣。余于男子之阳不和者，取气海以振阳气，取关元以滋阴精，盖以气海为男子生气之海，关元为三阴任脉之会，藏精之所也。其于女子之阴不和者，则取中极以调经，取子宫以开胞，盖又以中极亦为三阴任脉之会，胞宫之门户也。子宫二穴，在中极旁三寸，位居小腹，正当胞宫之处，胞宫今亦名子宫，此穴此名，其义可知，补之者，正所以暖胞开胞，俾其直接受孕也，育嗣之穴，固不止此，然苟能于此法此理融会贯通之，则求嗣之道，思过半矣。

（二十九）合谷、三阴交

二穴安胎、堕胎之理，已详于《针灸大成》中，故不再赘。兹所欲言者，不过引申其义而已。夫三阴交补脾养血，固为妊娠要穴，然其安胎之力，尤赖乎合谷之清热也，何言之？观乎徐灵胎先生之言曰，妇人怀孕中一点真阳，日吸母血以养，故阳日旺而阴日衰。凡半产滑胎，皆火盛阴衰不能全其形体故也，又读天士先生胎得凉而安一语，益信其真。故昔贤安胎，皆主黄芩以清热也，脾主后天生

---

① 气：原为"神"，《近世针灸医学全书》亦同，据《黄帝内经素问》改。

化，故又佐白术以补脾而养胎也。再参之是法，合谷亦犹黄芩也，三阴交亦尤白术也，白术虑其燥，而黄芩适以平之，三阴交虑其温，而合谷亦适以和之，是法与是方吻合者如此，且三阴交为三阴之会，中寓肝阴肾阳，能温补而又能滋润者也。余常借用是法，取合谷以清上中之热，取三阴交以滋中下之阴，故凡阳亢阴亏上热下寒者，皆其宜也。

（三十）少商、商阳、合谷（刺出血）

此三穴医家多取以为喉科之主法，以其清肺泻热也。余因推广其用，以为儿科之主，以小儿禀质纯阳，内热最盛，肺为娇脏，首当其冲，且小儿卫气未充，感邪尤易，肺合皮毛，故见病辄多咳嗽、喘逆、发热，由是观之，余主此法，不无相当理由也。惟加减之法，他书未详，兹特分别述之。夫咽喉见症，固由内热燔结，然热有脏腑之殊，轻重之别，取之必丝丝入扣，方能有效，今是法仅泻太阴、阳明之热，为力有限，故必再取关冲、少冲、中冲、少泽等穴配之，以竟全功。至于小儿外感时邪，兼停食积滞以致吐泻者，加四缝四穴；腹①痛者，加隐白、历兑、大敦；热甚喘逆烦燥者，配酌加少冲、中冲、少泽之；热极生风，惊痫瘛疭，目直色青，或角弓反张者，可再取手足诸井、十宣穴应之；若邪炽病危，险象丛生，诸治不效者，则必及水沟、风府、百会、前顶、素髎、瘈脉、涌泉、昆仑、身柱、命门等穴尽取之，庶几能挽回二一也。犹有进者，此法不特为儿科之主，即成人内热外感见症，先刺之出血，重者亦可见效，轻者能使立愈，余经此有素，裨益殊多也。

---

① 腹：原为"复"，据《近世针灸医学全书》改。

（三十一）曲泽、委中

二穴皆大经动脉所在，故能出血，为霍乱吐泻之妙法，其出血之能力，非只放出暑湿风热毒秽而已，他如暴绝厥逆阴阳气不相接续等闭证，亦有起死回生之功。盖邪之卒中于人也，内外为之闭绝，有如河道为淤泥阻塞，则水无去路，上下断隔，苟决以出口，则河流通行，淤塞自去也。且曲泽通于心，有清烦热涤邪秽之力，故凡心乱神昏，皆其所宜，委中位于下，有祛风湿、解暑秽、清血毒之功，故善治泻痢，而花柳恶疮之未溃者，刺之血出即消，尤具特效也。惟金鉴针科以曲泽误为尺泽，未冤差之毫厘，谬以千里，以尺泽既无大经可以出血，亦无清心安神之可能也，甚有更误为曲池者，尤属风马牛之不相及，宜其传为笑柄也。至于加减之法，亦当审慎，如霍乱呕吐不止者，可加金津、玉液、少商、商阳、合谷；心烦乱者，再加中冲、少冲、百会；不泻痢者，去委中，如刺之后，腹痛吐痢仍不止者，可再取中脘、天枢、三里留针以继之，始克竟其全功也。

孔穴学讲义

中州杨医亚编撰
北平中国针灸学术研究所印行

第一章　总论

孔穴学者，为日本文部省经穴调查会审定之经穴也，日本大正二年，文部省经穴调查会既立，爱命医学博士三宅秀，医学博士理学博士大泽岳太郎，医学博士文学博士富士川游、富冈兵吉、町田则文、吉田弘道诸士为经穴调查会委员，以专其责，阅时六载，始克完成，其审查之结果，于经穴六百六十穴之中，除删去身体局部无关重要之穴外，得下记之一百二十穴，诸穴之中，除头部正中线，腹部正中线，及背部正中线外，于身体左右所存在之孔穴合算之，得一百二十一穴，比古经穴几少去三分之二。

从来取穴，虽有折量分寸法，而其说未能划一，故用解剖学上之位置，俾读者得知孔穴准确之部位。

本讲义所示横经，在大人以术者之指为标准，在小儿则以被术者（即小儿自身），之指为标准。孔穴学之名称，以历史上关系，经富士川氏涉猎古针灸科诸书而定。其部位经大泽氏由于解剖学的观察，而慎加订定，复经吉田富冈二氏针灸尸体，指示其部位而加确定，以为标准。

第二章　穴名及部位

第一节　头部、颜面部、颈部

（一）头部正中线

自眉间中央后方起点，向后方走正中，至项部之线，凡六穴。

神庭：眉间上方四指横径（此穴在眉间正中之上，相当于发际部）。

囟会：神庭直上，一指半横径，大囟门部（此穴在前头骨与左右颅顶骨前上隅之缝合部，即前头囟门）。

百会：旋毛之中陷，连于左右颅顶结节线之中央部（此穴自头盖正中线与左右颅顶结节，引横线，而相当于十字纹之部）。

后顶：自百会后方约一指半横径，自外后头结节约三指横径部（此穴在颅顶骨后上隅之缝合部，即后头囟门）。

脑户：外后头结节之直上部，百会后四指半横径部。

哑门：自外后头结节下方二指横径部（此穴相当于项部之正中发际）。

（二）头部第一侧线

自上眼窝孔起点，离正中线之外方二指横径，于正中线并行，至后方之线，凡四穴。

曲差：神庭之外方二指横径部（此穴当眼之瞳孔上方，相当于发际部）。

承光：曲差之后方二指半横径部（此穴相当于冠处缝

合部，前头囟门之外侧）。

通天：承光之后方二指横径部（此穴相当于百会之外侧二指横径）。

天柱：当哑门之外方二指横径部，僧帽筋健之外侧（此穴相当于后颈部之发际，僧帽筋健之外侧）。

（三）头部第二侧线

自颞颥线之起始部起点，离正中线之外方四指横径，于第一侧线并行，至后方之线，凡五穴。

临泣：神庭外方四指横径部。

正营：临泣后方指横径部（此穴相当于冠处缝合之外部）。

承灵：正营后方一指半横径部（此穴相当于颅顶结节部）。

脑空：承灵后方五指横径部（此穴当乳嘴突起之上方，相当于颅顶结节与外后头结节之中间）。

风池：脑空之后方发际，陷中，相于于僧帽筋与胸锁乳嘴筋之间。

（四）额部凡二穴

攒竹：眉毛内端之下方，正中线之外方一指横径部。

阳白：眉毛中央之上方一指横径部。

（五）颞颥部凡三穴

头维：颞颥窝之前上部，神庭之外方约四指半横径部（此穴为颞颥窝之前上部，相当于发际）。

曲鬓：颧骨弓上方约一指横径之凹陷部（此穴颞颥骨弓之上方，相当于发际）。

丝竹空：眉毛外端凹陷部。

（六）颅顶部凡二穴

率谷：颅顶结节下方一指横径部。

窍阴：乳嘴突起基底之后方部。

（七）耳前部凡二穴

上关：颧骨弓之上际部。

听会：耳珠下，少前方之凹陷部。

（八）耳下部凡一穴

翳风：耳垂与乳突嘴突起间之凹陷部。

（九）颜方部凡九穴

迎香：鼻翼之旁凹陷部（此穴为鼻唇沟之上部）。

四方：下眼窝线之下方一指横径部。

巨髎：鼻孔之外方约一指横径部（此穴第一小血齿龈部）。

地仓：口角之外方半指横径部。

下关：颧骨弓之下方，下颚关节前方之凹陷部。

颊车：下颚骨隅之后端部。

大迎：下部骨隅之前方约一指横径部。

颧髎：颧骨之下线部（此穴相当于颧骨结节之下线）。

水沟：鼻柱之下，人中。

（十）颈部凡二穴

天鼎：前颈下，喉头结节外方，至胸锁乳嘴筋前线部（此穴为上颈三角部，相当于胸锁乳嘴筋前线之中部）。

天突：胸骨颈状截痕直上部（此穴相当于胸骨上窝之中央部）。

第二节 胸部、腹部

（一）胸部副胸骨线

离胸骨正中线当副骨线，凡六穴。

俞府：第一肋间，胸骨外方部。

彧中：第二肋间，胸骨外方部。

神藏：第三肋间，胸骨外方部。

灵墟：第四肋间，胸骨外方部。

神封：第五肋间，胸骨外方部。

步廊：第六肋间，胸骨外方部。

（二）胸部乳线凡五穴

气户：第一肋间，乳线部。

库房：第二肋间，乳线部。

屋翳：第三肋间，乳线部。

膺窗：第四肋间，乳线部。

乳根：第五肋间，乳线部。

（三）胸部前腋窝线

中府：库房之外方二指横径部（此穴为前腋窝线之上部，相当于第二肋间）。

（四）腹部正中线

自鸠尾起点，下行正中，至耻骨缝际部之线，凡七穴。

鸠尾：胸骨下端下方一指横径部（此穴相当于心窝之中央部）。

巨阙：鸠尾之下方约二指横径部。

上脘：巨阙之下方约一指横径部。

中脘：上脘之下上脘约一指横径部。

建里①：中脘之下约一指横径部。

下脘：建里之下方约一指横径部。

关元：脐之下方约三指横径部。

（五）腹部第一侧线

离鸠尾之外方半指横径，于正中线并行，至下方之线，凡八穴。

幽门：巨阙下方半指横径部。

通谷：幽门下方一指横径部。

阴都：通谷下方一指横径部。

石关：阴都下方一指横径部。

商曲：石关下方一指横径部。

盲俞：商曲下方一指横径部。

四满：盲俞下方一指横径部。

大赫：四满下方二指横径部。

（六）腹部第二侧线

离第一侧之外方二指横径，于肋骨下缘起点于第一侧线并行下方之线，凡八穴。

不容：幽门外方二指横径部（此穴相当于第八肋软骨附着部之下）。

承满：不容下方一指横径部。

梁门：承满下方一指横径部。

关门：梁门下方一指横径部。

太乙：关门下方一指横径部。

天枢：太乙下方一指横径部（此穴与脐并行）。

---

① 建里：原作"腱里"，做穴名应为建里，径改。

外陵：天枢下方一指横径部。

水道：外陵下方三指横径部。

第三节　侧腹部

（一）侧腹部凡六穴

腹哀：季肋部，相当于乳线（此穴在乳线，当第八[①]肋软骨附着部之下，于正中线之鸠尾与脐之中间并行）。

大横：腹哀下方三指横径脐之外方（此穴当第九肋软筋之下方，与脐并行）。

腹结：大横下方约二指横径部（此穴当第九肋软骨附着部之下方，与肠骨结并行）。

冲门：肠骨前上棘之内下方五指横径部（此穴当九肋软骨之下方，相当于肠骨前上棘之内下方，阴股褶皱之外端）。

胁髎：第十一肋骨端之下方部。

五枢：胁髎下方约五指横径部（此穴当第十一肋骨前端之下方，相当于肠骨前上棘之上部）。

第四节　背部

（一）背部正中线

自第七颈椎棘状突起起点，下行至尾闾骨尖端之线，凡四穴。

大椎：第七颈椎棘状突起部（此穴相当于第七颈椎棘状突起与第一胸椎状棘突起之间）。

----

①　八：原脱，据前后文义约平第八肋。

身柱：第三胸椎棘状突起之下方部（此穴相当于第三与第四胸椎棘状突起之间）。

命门：第二腰椎棘状突起之下方（此穴相当于第二与第三腰椎棘状突起之间）。

长强：尾闾骨尖端部。

（二）背部侧线

离正中线之外方二指横径，于正中线并行至下方之线，凡十三穴。

大杼：第一胸椎棘状突起与第二胸椎棘状突起之间外方，约二指横径部。

肺俞：第三胸椎棘状突起与第四胸椎棘状突起之间外方，约二指横径部。

心俞：第五胸椎棘状突起与第六胸椎棘状突起之间外方，约二指横径部。

膈俞：第七胸椎棘状突起与第八胸椎棘状突起之间外方，约二指横径部。

肝俞：第九胸椎棘状突起与第十胸椎棘状突起之间外方，约二指横径部。

胃俞：第十二胸椎棘状突起与第一腰椎棘状突起之间外方，约二指横径部。

肾俞：第二腰椎棘状突起与第三腰椎棘状突起之间外方，约二指横径部。

大肠俞：第五腰椎棘状突起下外方约二指横径部。

白环俞：尾闾骨之侧方部。

上髎：肠骨后上棘之下方部（此穴相当于第一后荐骨孔）。

中髎：上髎之下方一指横径部（此穴相当于第二后荐

骨孔）。

次髎：中髎下方一指横径部（此穴相当于第三后荐骨孔）。

下髎：次髎下方一指横径部（此穴相当于第四后荐骨孔）。

第五节　肩胛部、上肢部

（一）肩胛部凡二穴

曲垣：肩胛骨棘状突起根之上部中央。

肩外：肩胛骨内侧，第一胸椎与第二胸椎间之外方部（此穴接近于肩胛骨上内隅）。

（二）上肢部凡十三穴

消泺：在上膊外面之中央，三角筋停止部少后下方。

清冷渊：肘之上方二指横径部（此穴为上膊之后侧，相当于尺骨莺[①]嘴突起上方二指横径部）。

四渎：肘之下方五指横径，尺骨外侧部（此穴为前膊之后侧，莺嘴突起之下方二指横径部，相当于尺骨外侧）。

天井：尺骨上端之上方一指横径部（此部为上膊之后侧，相当于莺嘴突起之上方一指横径部）。

侠白：上膊内面，尺泽之上方五指横径部（此穴相当于上膊前面之中央）。

尺泽：肘关节前面，肘窝内侧部。

曲池：上膊骨外上踝之直前部（此穴曲肘，相当于肘

---

① 莺嘴：解剖术语为鹰嘴，考《西法针灸》为莺，遵原貌未做改动，下同。

窝横皱之外端）。

三里：曲池之下方二指横径部（此穴为前膊骨侧之上部，自肘窝横皱相当于下方二指径部）。

肩髃：肩峰突起之肘外方部，上膊上凹陷之所（此穴为上膊外侧之上部，相当于肩峰突之下端）。

肩贞：肩峰突起之后外下方部（此穴为上膊后侧之上部相当于肩峰突之后外方，二指横径）。

支沟：腕①关节之背侧，上方三指横径部。

合谷：第一掌骨与第二掌骨之部（此穴相当起于手背之第一与第二掌骨之间）。

阳池：腕关节背面部（此穴相当于腕关节背面之中央部）。

第六节　下肢部凡十一穴

阴廉：鼠蹊沟之中央部。

环跳：大转子之前方。

承扶：臀部下沟中央部（臀皱襞）。

中渎：大腿骨外上踝上方五指横径部。

阳陵泉：膝之下一指横径部（此穴为下腿外侧之上部，当膝盖骨之下方，相当于腓骨小头之前际）。

三里：膝之下方三指横径部（此穴为下腿前侧之上部，相当于膝盖骨之下方，胫骨结节之外部）。

阴陵泉：胫骨关节踝后缘之直下部（此穴为下腿内侧之上部，相当于胫骨内关节后缘之直下部）。

飞阳：足之外踝上方七指横径部，腓骨之后侧。

---

　　　① 腕：原为"脘"，径改

三阴交：足之内踝上方三指横径部。

悬钟：足之外踝上方三指横径部。

水泉：足之内踝后下方一指横径部。

本讲义中各穴之适应症均详百二十孔穴挂图中，学者可详细阅之可也。

（孔穴学讲义终）

实用针灸治疗学讲义

中州杨医亚编述

第一章 循环器疾患

第一节 疗法总论

一、凡施心脏之针灸治疗时，应注意其心脏之尚能维持代偿状态与否，或既已成代偿机能废绝而至于失调之末期。

二、治疗法可试以直接刺激疗法、诱导疗法、反射刺激、传导疗法等。

三、于心脏之神经系统，必要刺激传达，以调节心脏之代偿机能为主眼。

四、刺激迷走神经时，有镇静心脏之作用，其针灸点如下：

迷走神经（副交感神经）之针灸点天柱、风池，其他第三颈椎以下，第一胸椎之一拇指宽度两侧深约二分乃至五分位之刺入，各行以适当之手技，刺激副神经传达。

灸疗则对此等部位作用小灸六壮乃至八壮。

五、刺激交感神经，可促进心脏肌肉之收缩，而增加心脏之搏动。

交感神经之针灸点，为由第七颈椎及第一胸椎之一拇指宽两旁深约一寸乃至一寸五分之刺针，而传达交感神经上、中、下，颈神经节之刺激，以促进心脏之运动也。

灸疗，则除上述之部位外，复用大杼、风门、附分、肺俞等，等灸十壮乃至二十壮之目的。

六、心脏之 Head（海道氏）知觉过敏带，依后藤博士之研究为：

俞府、中府、神藏、胸乡、大杼、风门、膈俞、肝俞、魂门、胆俞、小海等穴，故临床亦可利用是等经穴作巧妙之应用。

此外复可试以肾俞、大肠俞、小肠俞、三阴交等之诱导疗法。

第二节　心脏器疾病

本病类可见包括心脏内膜炎，心脏瓣膜病等，其治疗法均可参照疗法总论酌为取用之，针灸对于此类病，皆属对症疗法，故难言其确效也，附下：

一、急性心肌炎

本病疗法，可试以俞府、大杼、风门、肺俞，灸十壮，或刺针于手之小海以传导反射刺激而治之。

二、脂肪心脏

本病疗法，主要为诱导疗法、对症疗法，可灸身柱二十壮有效。

第三节　心脏之神经性疾患

一、心悸（旧称怔忡）

原因：本病因神经系统易受感激而心悸者占多数，而神经衰弱症及消化不良者尤多，或为急性热病之后患，如重症伤寒、白喉之后，其他胃肠、肾脏、子宫、卵巢、脑、脊髓，诸般心脏疾患，以及贫血，烟酒等中毒，为致本病之原因。

症候：发作时，脉频数而急（一分间多至二百至甚者至不能数），胸部苦闷呼吸促迫，颜面苍白，肢端青紫，颈动脉搏动甚者，发作之持续有种种，自数分时至十二时。

疗法：重要之点系使病者之精神安静，特以针灸为最适应症，可用天柱、风池，第三颈椎以下各棘状突起之两旁各开一寸处之刺针，约一寸左右之深度，予以强刺激，企以镇静交感神经心脏丛，并针小海、侠白三分，传达反射之刺激，又对此等之各穴作深约二分乃至五分之浅刺激，以予副神经刺激，而传达于迷走神经之心脏支，使迷走神经兴奋。

灸疗——可灸神藏、胸乡各八壮，大杼十壮，小海五壮。

【附说】治疗理论，企图镇静一般之神经系，并交感神经之心脏支，对于迷走神经之心脏支则兴奋之。

二、狭心症（旧称真心痛）

原因：由于神经之疾①患（神经衰弱，歇斯的里），器质之疾患（冠状动脉硬化、慢性心肌炎、脂肪心脏、心脏瓣膜障碍、心囊疾患、萎缩肾），子宫卵巢疾患、月经异常、闭经期、脊髓劳等之反射。

症候：发作性之心部激痛，波及于肩胛、颈及上膊，心窝苦闷颜面苍白，肢端青紫，额部冷汗，手足厥冷，心

---

① 疾：原为"痉"，据《近世针灸医学全书》改。

悸亢进，脉细数或停止，夜间猝发为常，或踵于感冒、过劳，及消化障碍而起，发作之终，突然而止，或以嗳气、呕吐、放屁、脱粪为前驱。

疗法：针疗——神藏、胸乡、以深二分至三分之强刺激，并用大杼、风门、附分、肺俞，做深约五分之强刺激，更于右手之小海、三里、鱼际行以强度之单刺术。

灸疗——可用上述诸穴选择灸用，各灸十二壮。

三、神经性狭心症

本症与前述狭心症发作之疗法，大致相同，但本病原因，乃属诸纯官能性者，故可用暗示推感之手术，获得伟大之效果，刺手三里、廉泉等穴使之有获得镇静之目的。

灸法——则以身枢穴灸十壮，左右之手三里同八壮，对于发作性镇痛之后疗法则应以促进消化、吸收、同化等。

或者刺天柱穴约五分，此外用哑门、风池、完骨、神庭等试以刺激脑神经系统之镇静，可获甚有力之奏效，此实百发百中之伟效，不可轻视之。

四、动脉硬化症（旧称血菱生风）

原因：本病以老年男子为多，起因于动脉管之颓废，酒精中毒，梅毒等为多，或持续性身体过劳，急性传染病，外伤精神感动及神经诸病，以及注射肾上腺素等。

症候：颞颥动脉、桡骨动脉、上膊动脉、蜿蜒挛曲硬固，手触可知，血压上升，甚者达于三百毫以上，脉迟，或并发肺气肿、萎缩肾等，患者头部充血、疼痛、眩晕，有脑溢血之倾向，下肢动脉硬化，则步行困难，或发生间歇性跛行症，肠管动脉硬化，摄食后，则鼓肠、便秘、腹痛。

疗法：身柱、膏肓、大杼各灸以八壮，并灸手合谷、行间八壮，针疗可用以上之各穴为主治穴，刺针外并可轻触全身各穴以行皮肤刺激。

五、大肿脉瘤

本病与动脉硬化同，普通一般医疗方由碘剂之驱梅疗法，并佐以吗啡等之镇痛。

针灸疗法，则可以膏肓穴，施用大灸，并用足三阴交与绝骨（阳辅），而促其化脓为目的。施以大灸，或灸膏肓百壮。

第二章　呼吸器疾患

第一节　鼻之疾患

一、急性鼻炎（古称伤风鼻塞）

原因：本病之原因以感冒为主。其他：（一）尘埃吸入，刺激性蒸气吸入，为最频繁。（二）与其他传染病并发，例如风湿、麻疹、伤寒、猩红热、白喉等。（三）续发于淋疾、梅毒、结膜化脓等症。（四）药物中毒，例如碘剂、臭素剂之内服。（五）精神之感动。（六）邻接部炎症之传播。（七）传染等皆能发生本病。

症候：本病多俄然而来，往往有轻度之发热，前额疼痛鼻腔焮灼，闭塞，喷嚏，语带鼻音，分泌黏液性之鼻汁，渐次增加而为水样，时则变为脓样，延不治愈，则上唇湿疹，且易诱发丹毒。在乳儿发生本病，则易发危险症状，往往因呼吸障碍不能吸乳，且并发气管支炎。

疗法：本病治疗之目的为抵抗力增强并消炎，为针灸法之适应症，可刺针于天柱、风池、完骨二分乃至五分，并针攒竹一分，大杼、风门各一寸，曲池、合谷二分乃至三分之反射或诱导疗法。

灸疗——主以大杼、风门、身柱、曲池、合谷等穴灸七壮。

二、慢性鼻炎（中称鼻渊之类）

原因：本病为主袭腺病质之人体，为长久吸入尘埃、炭酸气等，及滥吸烟草而发，尤其急性鼻加答儿频频迁延不治而续发者。

症候：（一）单纯性，仅分泌液增多，有轻度之鼻塞。（二）肥厚性鼻管之组织变为肥厚，萎缩性，鼻组织菲薄，其他同时发生鼻茸或溃疡，患者鼻根部发疼痛、闭塞、失嗅觉，语带鼻音，脓样或稀薄之流液，时时漏出（鼻渊）成萎缩性时，则鼻腔干燥，分泌物带嗅气，有时且并发反射的神经病，如喘息、神经衰弱、眼疾、流产等。

疗法：本病为使抵抗力之增强，组织之恢复计，可选用鼻炎所用者之各穴，以试之。

三、衄血（中称鼻衄）

原因：（一）常习性。（二）由心脏瓣膜疾患、急慢性鼻炎、脾脏硬化、动脉硬化、血友病、坏①血病、紫斑病、伤寒、猩红热等而发。（三）处女倒经。

症候：本病常发生时，虽无何等异状，然遇贫血等患此，往往眩晕耳鸣、头痛、全身倦怠，甚者至于失神。

---

① 坏：原为"怀"，据《近世针灸医学全书》改。

疗法：充填棉花球于鼻腔，或冰鼻根部、颈项部，施以冷罨包，屡奏着效。如衄血强剧，须令患者谨守安静，总之使血液循环良好，鼻腔血管收缩为目的。针疗，可选用攒竹、素髎、天柱、风池，针一分乃至五分之刺针，便传达刺激，以促鼻之血管收缩，并针肩中、肩外、肩井、手三里、合谷等作三分乃至八分之诱导。

灸疗——选用以上三至五穴各灸十壮。

附一　急性上颚窦炎

疗法取攒竹、和髎①一分乃至三分，以天柱、风池、完骨、翳风为主治穴，此外更在肩背诸穴，及四渎、阳池等穴或反射之刺激。

灸疗——可用天柱、风池、身柱、四渎等穴各灸十壮。

附二　慢性上颚窦炎

本病治疗为使抵抗力增强促进脓汁之排泄为目的。

疗法：针灸均可选用急性上颚窦炎之各穴。

附三　急性前头窦炎

疗法：本病以攒竹、阳白、本神、神庭为主治穴，以一分乃至三分之刺针，刺激，更利青灵、臂臑、大椎、身柱②、手三里一分乃至五分刺针而以反射，或诱导之刺激。

灸疗——用臂臑、大椎、身柱、手三里，各灸八壮

附四　慢性前头窦炎

疗法选用急性前头窦炎所用各穴。

灸疗——则以本神、风池、四渎等穴各灸八壮。

---

① 和髎：原为"和胶"，据《近世针灸医学全书》改。
② 身柱：原为"身椎"，据《近世针灸医学全书》改。

第二节 喉头疾患

一、急性喉头炎（中称燥气、感冒、咽干、喵病等）

原因：（一）以感冒为频繁。（二）续发于急性传染病。例如麻疹、风温、猩红热、丹毒等。

（三）续发于鼻腔、及咽头之炎症。（四）刺激性蒸气吸入，烟草滥吸、过度发声，亦为起病之原因。

症候：主征为声音变化，钝浊粗糙、或嘶嗄失音，患部灼热、干燥、咽物疼痛、咳痰多，全身状态，或恶寒、发热、头痛。或不过轻度违和、时或咯血。

疗法：针疗——水突、天突针三分，听会、天容针四分，天柱、风池、肩井、肩外、手三里等针五分乃至七分，行弱雀啄术。

灸疗——用天容穴作极小灸三壮，肩中、肩外、大杼①灸八壮。

二、慢行喉头炎（中医称喉癣）

原因：续发于急性喉头炎，或职业的声音过劳（教师、演说家等），以及肺劳、霉毒等，酒客亦屡屡发生本病。

症候：喉头干燥、辛辣声音嘶嗄。咳嗽、痰浓，渐次发喉头溃疡。

疗法：针疗——针水突、天突、天柱、风池等针二分乃至五分，肩中、肩外、肩井五分乃至一寸，手之曲池、四渎针二分。

灸疗——为前述各穴，取舍选用之，小灸十壮外，并

---

① 大杼：原为"大抒"，误，下径改。

身柱灸十壮。

【按】本病治疗理论使传达刺激于喉头神经，以企恢复黏膜并消炎之目的。

三、声门痉挛（小儿喉头痉挛）

原因：发于生后四月至二年之儿童，尤其佝偻病及腺病性小儿之罹于贫血性肥胖病者为多，恐由于维他命之缺乏。

症候：以发作性之声门狭窄或闭塞为特征，面色苍白，四肢青紫，眼球突出，全身搐搦，神识亡失，多发于夜间。

疗法：为使上下喉头神经之镇静为目的，可针水突、天突、单刺一分，天柱、风柱、风池、完骨、天容针二分乃至三分①，并针经渠一分。

灸疗——可以大杼为主治穴，作小灸七壮。

第三节　气管支疾患

一、急性气管支炎（中医称风温、咳嗽及重伤风等）

原因：感冒、鼻炎、喉头炎之波及。刺激性气体（强酸类瓦斯、氯气②等）之吸入。又为急性传染病，例如麻疹、疫咳、风湿、肺痨、伤寒、白喉、疟疾、丹毒、梅毒等之续发症。

症候：恶寒、发热（以小儿为多），头痛，不思进食，咳嗽咯痰（始为生痰，透明黏稠，继为热痰，不透明而浓），在毛细气管支炎（以老人及小儿为多），则咳嗽频

---

① 三分：原为"二分"，据《近世针灸医学全书》改。

② 氯气：原为"绿气"，据《近世针灸医学全书》改，下径改。

作、呼吸困难，吸气时，胸廓陷没，肢端青紫，体温升腾，脉搏频数，屡屡移行于肺炎而致死。

疗法：本病以祛痰，消炎为目的。

针疗——以大杼、风门、肺俞、厥阴俞、膈俞、肝俞、附分、魄户、膏肓、膈俞，针五分乃至一寸，行中等度之雀啄术，并针手三里、小海二三分行同样手技。

灸疗——以大杼、风门、肺俞，左右穴各灸八壮，或用四华之灸，或膏肓（灸二十三壮）之灸

二、慢性气管支炎（古称老弱痰症，痰饮气急等）

原因：（一）由急性炎渐次续发。（二）尘埃、及刺激性气体之长久吸入。（三）碘、钾、及亚酸之中毒。（四）肺结核，及心脏病之波及。（五）职业之关系（例如石工、纺织工、制皮工等）。（六）居常吃烟、饮酒者。

症候：朝夕咳嗽，咯痰颇甚。（一）干性，咯少，咳嗽颇剧。（二）气管支漏，痰多而薄，放置时分上下两层，上层为泡沫，下层为脓液。（三）黏液性，或湿性喘息，由于激甚之发作性咳嗽，咯出浆液性或黏液性之痰。（四）腐败性，呼气臭，咳嗽频作，咯出多量之臭痰。

疗法：可选用急性症之各穴，又可用四华、患门穴灸十二壮，并左右之大杼①、风门、肺俞、厥阴俞、肝俞、魄户、附分、膏肓、神堂、譩譆②、三焦俞用小灸十壮外，更用小海作小灸十壮，可奏伟效。

【按】本病治疗为促进一般抵抗力之增强，增进营养局部之新陈代谢旺盛，并减少分泌，又对于其原病之治疗无

---

① 大杼：原为"大抒"，误，径改，下同。
② 譩譆：原为"意喜"，做穴名误，径改，下同。

论矣。

三、气管支喘息（古称哮喘）

原因：本病之属于何因，古说颇有种种，然吾人实际上所遭遇者，约有数种：（一）过敏症说，对于一定之物质，惹起本病，例如马粪、兽毛、花粉、尘埃及阿司匹灵、或水杨酸等是也。（二）炎症性说，往往发于慢性气管支炎及肺痨之经过中。（三）反射说，起于神经性之反射作用。例如鼻黏膜肥厚、扁桃腺肥大、肠寄生虫、子宫病、便秘等是也。（四）体质异常说，神经质之人体，因遗传而患本病，本病以神经性之男子为多，恒发于四十岁以上，然小儿亦有犯者。

症候：突然而发，以夜间为多，此际患者，呼息的呼吸困难，于高调之伊轧音及鼻音，前额冷汗，颈动脉怒张，口鼻发紫，发作之终，咯出少许之脓痰。

疗法：本病发作时，可引对症的镇静手技，并应依其原因而为原因之治疗勿论矣，可灸附分、魄户、膏肓、神堂、谚语、大杼、风门、肺俞、厥阴俞、心俞各灸十壮之外，复灸手小海五壮，合谷小灸五壮。

又针疗可用前述各穴，针一分乃至五分刺入，行雀啄术，并加天柱、风池、完骨针五分，行强雀啄术，中府、屋翳、乳根，行单刺术。

【按】本病实际上最多见者，为神经性气管支喘息（反射性）即迷走神经紧张症，而迷走神经肺脏丛之异状兴奋，故治疗即应对此紧张兴奋镇静之，灸疗则大杼①等穴

---

　　① 大杼：原为"大柱"，据海氏带位置，应为大杼为是。

为肺脏之海道氏带，可由灸之种种作用而奏效，针治为一种刺激疗法，及其他未明之理由而奏效。

第四节　肺脏疾患

一、肺气肿（古称肺胀、龟胸等）

原因：由于肺脏弹力之减弱或亡失而来。年老、努责、久咳、疫咳、慢性气管支炎，以及动脉硬化、心郁血、甲状腺肿等，皆足促发本病。

症候：胸廓扩张，向前突出，头部后倚，患者当静止时，虽不觉呼吸异常，然运动其身体时（步行、升阶、荷重），呼吸即为之促迫。

疗法：本病以旺盛肺组织之新陈代谢，以期肺呼吸功能之恢复为目的。至于疗法可如肺水肿疗法之经穴，并对其他施以中等度之雀啄术，或回旋术，或针小海、手三里、合谷以二三分之强单刺术。

灸疗——可以上述肺水肿诸穴取用之

二、肺水肿

原因：（一）以肺循环之郁血，及临终前之心脏衰弱为最频繁。（二）为心脏瓣膜疾患、肾脏炎、癌肿、肺痨、肺炎、肺痈、肺坏疽、肺肿疡等之续发症。（三）中毒（例如碘剂之连用、哥罗仿、以脱之迷闷、以及氯气、硝酸、青酸、氧化炭之吸入）。

症候：强度的呼吸困难、吸气短缩、呼气延长、喘鸣、咳嗽、稀薄泡沫之咯痰（混血液），全身苍白，心脏衰弱。

疗法：本病以利尿，强心法为目的，针肾俞、三焦俞约深二寸，试以中等度之刺激，其他大杼、风门、肺俞针

一寸，附分、魄户、膏肓、神堂、譩譆、膈关，针三分乃至五分，建里、命门针五分，

灸疗——大杼、风门、肺俞灸十壮，命门十五壮。

三、气管支肺炎

原因：本病之发炎体，为诸种之分裂菌，其最频繁者，为肺炎重球菌、链球菌。然葡萄状球菌，亦有发本病者。其起因，大概为续发性之疾患，好袭老人与小儿。（一）为传染病（如风温、疫咳、麻疹、白喉、猩红热、痘疮等）。（二）为急性气管支炎。（三）异窜物入。

症候：恒继于原发性疾患而起，体温上升，达于高度（三十九度以上）数日间持续，咳痰增剧，呼吸促迫，甚者显苍白症，脉搏疾数（一四〇至二〇〇），食思缺乏，并发症之主要者，为肋膜炎、肾脏炎、心脏炎。后发症中，最可恐者，为肺痨。本病之经过有种种，四五日乃至二三月，于经久性者，往往变为肺痨。

疗法：本病应与气管支炎、肺水肿，同样之取穴选择，而以临机应变之手技应用之，并依其症状变化与程度，宜与一般内科医疗并用之。

四、维纤素性肺炎

原因：为最频繁之传染病，由于肺炎重球菌而发现，感冒最易促生本病，以劳动社会为多。其他，如外伤、急性传染病，间有诱发。又众人杂居空气不洁之室亦促发本病。凡极强壮之男子，或衰弱者老人及酒客，最为频繁。本病亦如急性传染病，有散在性流行性，以春期为多，一度罹于本病，有获得感受性之倾向。

症候：俄然寒战，发高热（三十九度至四十一度），胸

部刺痛，全身疲倦，食欲亡失，头痛，脉紧数，舌苔灰白，尿少，痰带锈色，浓厚如胶，口鼻发匍行疹，热度（三十九度至四十度以上），稽留七日至九日间，以多汗分利而下降。本病之症状及经过，共有多种，约举其最要者如下：（一）小儿肺炎，无寒战，或先吐呕，发痉挛，体温以涣散性下降。（二）老人肺炎，其来势甚缓，体温为弛张性或间歇性，无锈色痰，心脏衰弱，不易治愈。（三）酒客肺炎，症颇重笃，谵妄、幻视，手、舌震颤。其他，尚有迁延性、顿挫性、游走性等。

疗法：本病每有突然致死亡者，故非具自信与熟练之医，似应委诸内科疗法，如磺安剂、青霉素等，均可一试。

【按】本病为急性炎症，由于高热，全身多一时之非常衰弱，故希其恢复健康，而病症后疗法甚为重要（即病后之荣养强壮①法）。

病后疗法，针胃俞向稍内下方，刺入，在三焦俞亦同样之刺入，行中等度之雀啄术，而催进消化，吸收同化机能其他用天柱、风池、大杼、风门、肩中、肩外、命门、手三里、足三里、三阴交等适宜之刺针，而施以一般之刺激疗法，而使新陈代谢旺盛。

灸疗——可用胃俞、三焦俞，以小灸八壮，以达强壮疗法之目的。

五、肺痨（肺结核）

原因：以十八岁至三十岁之年龄为多，本病之起因有种种。（一）遗传的倾向，凡有结核病者之家族，其子孙即有本病之素因，是即所谓痨瘵质者，此体质发现于遗传者

---

① 强壮：原为"强状"，据《近世针灸医学全书》改。

也。（二）空气传播，肺痨患者咯出之涎沫，飞散于空气中而传播。（三）媾接，系被染于有泌尿生殖器结核之妇人。（四）转移的续发，例如皮肤、喉头、肠管、泌尿生殖器、罹于结核，其病原菌，通过淋巴管或血管而输送于肺，其他户外运动不充分，荣养不足，身体过劳，强度失望，贫血，产褥，瘦削性疾患，亦促进本病之传染。

症候：第一期，大概为潜进性，如食欲减退，贫血，消瘦，经水不调。运动时，呼吸促迫，胸痛，咳嗽频发，咯少许之痰（往往含血点或血丝），体温于午后轻微上升（三十八度前后），然亦有以重笃热性传染病之症状开其端绪，此际恰如伤寒之初期，或又有如风温之状，突发高热者。

第二期：咳嗽甚，痰渐多，往往咯血，呼吸促迫，面颊潮红，体温于午后渐渐升腾（三十九度至四十度）。

第三期：瘦削愈甚，热势弛张，呼吸促迫，皮肤浮肿，下利，其他一般病状，与日俱增。咯痰于本病之诊断，最为紧要，或如脓样液，或如货币状，或如球形。咯血或于初期发现，线状、点状、块状，混于痰中。或咯出纯粹之血液，此则恒在末期，然亦有以咯血而起始者。

疗法：（一）针灸疗法之时期——针灸对于本病之全期，皆有效果，惟于第三期则对处方与手技，均应特别小心注意之。又于一期、二期，为针灸疗法最合理之时期，为一般内科疗法所不逮者。

（二）针灸之目的——增进一般组织细胞之抵抗力，使新陈代谢旺盛，血液循环之良好，营养之增进，免疫性之增加，消化吸收，同化机能皆期其达到良好之结果为目的。

（三）针疗——大椎、身柱、大杼、风门、肺俞、厥阴俞、心俞、膈俞、肝俞、胆俞、脾俞、附分、魄户、神堂、谚喜、膈关、魂门等穴针入三分乃至五分，行中等度之雀啄术。

（四）灸疗——以四华、患门为主穴，各灸十五壮，又对风门、肺俞、厥阴俞、膏肓俞，左右八穴各灸十壮，三焦俞七壮，手小海灸五壮。

（五）治疗理论——大椎、身柱等穴皆为古来之名家穴法，特为肺痨、痨咳之名穴，四华、患门亦为同样者，大杼、风门、附分、肺俞、小海等穴为肺脏病之海道氏过敏带，故利用之以传达反射之刺激。

其他各穴则为应用针之免疫学之效果者。

灸治除与针治之相同之理论外，以其有力之温热刺激与灼热，而组织变质，并将新生之加热蛋白体吸收后，亦获有免疫之效果，营养之增进等，有而著明之奏效，为值得述明之实事也。

第五节　肋膜疾患

一、肋膜炎

原因：为化脓性链球菌，及葡萄状球菌之侵入，由感冒外伤而原发，此外因于肺脏疾患、心脏疾患、其他之肋膜疾患、急性传染病等，亦有续发者，且有时由于结核杆菌之侵入发生。

症候：凛寒发热，咳嗽频作，胸痛，失眠，呼吸促迫，当于不咳时，其患侧亦觉刺痛，头痛，体倦，食欲亡失，本病约分为三种：（一）干性：患者卧于健侧，试使起坐，营深呼吸，则患侧因牵动而发痛，主要之后发症，为肋膜炎性黏着，因而心脏为之肥大扩张，肺脏为之郁血。（二）

湿性：患者卧于健侧，胸廓膨大，心尖搏动，被排压而偏于健侧。（三）化脓性：屡屡以寒战起始，发高热，诸症均剧，时而破坏皮肤，其脓流出于外，又或内穿肺脏，俄然满口咯出。其他尚有原发性结核性肺肋膜炎，是多发生于两侧，其渗出物，虽血性，或徐徐以干性之症状起始，遂侵犯下层之肺组织，呈慢性肋膜肺炎之症候。

疗法：中府、屋翳、中庭各针一分，期门、章门皆用针向内上方作五七分之单刺入，肺俞七分，胆肝俞、魂门、阳纲刺一寸内外，胃俞、三焦俞针二寸内外，行弱雀啄术。

此外小海、手三里，施以四肢末梢之皮肤针。

灸疗——可用上述各穴选用数穴，各灸十壮，或灸四华、患门等穴。

【按】本病以消炎，渗出物之吸收，一般抵抗及免疫性之增加为目的。

第三章　消化器疾患

第一节　口腔疾患

一、口腔炎（古称鹅口疮、雪花腐等）

原因：（一）器械的（例如锐牙、龋齿）。（二）刺激的（例如碘化钾、臭化钾、水银之内服、吃烟、饮酒）。（三）重症疾患之经过中（例如肺痨、癌肿、伤寒、麻疹、猩红热）。（四）鼻、咽、胃炎之续发症。又乳儿因乳汁之分解，亦发本病。

症候：急性症，口腔黏膜潮红肿胀，有浅在性溃疡。慢性症，黏膜赤褐，有灰白色斑点，自觉口腔灼热，摄食疼痛，舌苔灰黑，口臭，在乳儿则体温升腾。

疗法：针疗于天柱、风池、地仓、下关、颊车、身柱、肩井、肩外俞等，行单刺术，或中等度之雀啄术。

灸疗——可以身柱、肩井，施以小粒大之灸十壮，又针灸共以四渎穴为诱导及反射之目的而施术之。

【按】本病养生疗法，应摄取流助食物，并避免对口腔之刺激，常用食盐水含漱而保持口腔之清洁，至于针灸之治疗主以消炎为对症疗法。

二、鹅口疮

原因：为一种丝状类圆形之鹅口疮菌，在小儿，则由留存口中乳汁之分解而发，故生后二周间前后之乳儿，多发本病。又成年者，凡在衰惫性状态时，亦发本病，例如伤寒、肺痨、癌肿、糖尿病等之经过中。

症候：舌之前后或口盖，生白色黏土状之沉着物，其初易于剥离，后则变为黄褐色，遂固着于黏膜，广被于舌及口盖，甚且蔓延于咽喉及食道，患者口中灼热、疼痛流涎。

疗法：本病之疗法，大致与口内炎之疗法相同，幼儿则可用所谓小儿针以奏效，当亦以消炎为主。

三、流涎症

原因：主由唾液腺神经之反射的刺激而来，故诸般之口腔、咽头疾患、及胃肠疾患（例如胃炎、肠寄生虫），最为频繁，其他用碘、汞、铜、铅、毛地黄、烟草碱等药物时。又妊娠、神经性疾患等（例如半身不遂、脑桥及延髓肿疡、脏躁、神经衰弱、脊髓痨），亦往往发生本病。

症候：唾涎分泌旺盛，不绝咽下或流出，因之两颊潮红，惹起湿疹，乳儿为咽下过多，往往发胃肠病，尿则减少。

疗法：在小儿则施以小儿皮肤针，于成人则于颊车、翳风、下关，并各颈椎之棘状突起外开一拇指（即同身寸一寸）之两侧及身柱等穴，针入二分乃至八分，施以中等度之雀啄术。

灸疗时则于身柱灸十壮。

针灸疗法则其取穴于手三里及郄门而予以反射之刺激。

【按】本病治疗以调节交感神经之唾液分泌机能为主眼，而参考其他原因适宜应用而处方之。

四、急性咽头炎

原因：本病为咽头及软口盖之炎性变化，咽下困难，咽头狭窄，发于诸般传染病之经过中（例如猩红热、麻疹、痘疮、伤寒、丹毒等），又由于邻接器官炎症之传播，其他，则为化学的、温热的、器械的刺激。贫血者、腺病性、痛痹症性患者，有罹于本病之倾向，且一度患本病后，屡屡反复为常。其他，扁桃腺肥大症，往往惹起本病。

症候：咽下困难，患部疼痛，言语障碍，恶寒、发热，扁桃腺及颚下腺肿胀，口唇匐行疹，本病有炎症性、腺窝性、实质性、坏死性数种。

疗法：针疗——以天柱、风池、完骨、身柱、第三以下颈椎一拇指之两侧、肩中、肩外俞、肩井①，各针三分乃至一寸之雀啄②术，回旋术。

灸疗——灸天柱、身柱各二十壮，并对手三里、郄门

---

① 肩井：原为"肩中"，据《近世针灸医学全书改》改。

② 雀啄术：原为"雀喙术"，据《近世针灸医学全书》改，下径改。

行针或灸，而予以诱导并反射之刺激。

【按】本病养生法，用冰罨法，并含漱冰片。本病之针治由于其机械之刺激，乃固有之治疗作用而呈著明之消炎机能。灸治由其温热刺激及其免疫学之效果，而发挥消炎治愈之机能，采用肩中、肩外、肩井等穴为主，试以诱导疗法。

附　扁桃腺肥大症

疗法：针颊车、人迎，施以深三分之回旋捻术，大杼、风门各针五分，手合谷三分。

本病主以诱导作用，令肥大消炎，而施之促进身体之强壮，而催进一般之抵抗力。

附　耳下腺炎

疗法：针法——本神、头维、完骨、颊车、身柱、大杼、风门等，施以三分之中等程度之雀啄术，或用手三里、合谷、足三里、悬钟等施以反射或诱导之刺激。

灸疗之场合，则于完骨、身柱、手三里，各灸十壮。
本病亦以免疫消炎为主治。

第二节　食道疾患

一、食道癌肿（古称酒膈）

原因：本病为食道疾患中最频繁且紧要者，于四十岁以上之男子为最多，酒客、吃烟家，居常嗜食刺激，过热性食者，亦易发。

症候：咽下困难，至后，虽液体亦难于摄取，疼痛不甚，渐次羸瘦，皮肤灰白，失弹力。

疗法：于天柱、风池、行雀啄术，以传导消炎刺激并用肩中、肩外、肩井、天池、期门、日月、肝俞、魂门各针五分乃至一寸，用雀啄术，更以手三里、合谷，企以反射之刺激。本病主要治疗，是使食道黏膜之新陈代谢旺盛，而达促进其消炎机能。

第三节 胃疾患

一、急性胃炎（古称伤食）

原因：饮食过度，或摄取过热过冷、刺激性、酸败性、不消化食物，及误咽化学的毒物（例如硫酸、硝酸苛性钾等），以及胃部之外伤、及受冷，皆往往发生本病。又急性热性病、贫血者、衰弱者，亦有发生之事。

症候：食思缺乏，口渴，恶心，呕吐，嘈杂，嗳气，为本病之主症。其他，则胃部痞满，胀痛，舌苔厚腻，口唇发疹，便秘，尿少色赤，往往当其初期，体温上升，如伤寒之起始。

疗法：针疗——胆俞、脾俞、胃俞、三焦俞、意舍、胃仓、左不容、承满等为主治穴，并以手三里、合谷作反射之刺激。

灸之场合，经穴可用脾俞、胃俞、三焦俞，以小米粒大之灸八壮为适宜。

【按】本病治疗，针灸可使胃黏膜之新陈代谢旺盛，而恢复胃黏膜之机能为主要目的。养生方面，可绝食一二日，或用流动食物亦较佳。

二、慢性胃炎（古称胃寒）

原因：（一）食物失宜（多量，或不消化物、刺激性物、酒类等，乱用）。（二）吃烟过度。（三）齿牙不良等。

以上为本病之主因。（四）急性胃炎之屡屡反复。（五）梅毒，结核，贫血。又关于心、肺、肝、肾疾患，胃之郁血，以及胃癌、胃溃疡、胃扩张等亦并发发本病。

症候：本病之症状，虽与急性胃炎相似，然不急激，患者食思缺乏，或善饥，胃部膨满，压之觉痛，有水音，嗳气，嘈杂，吃逆，舌苔灰白，或褐色，时而滑泽，干燥，在酒客则早晨呕吐。其他，有神经症状者不少，头重，眩晕，失眠，易于兴奋及忧郁，就丛厌恶。又时发消化不良症喘息，胃之吸收作用迟钝，黏液分泌甚多，胃液中盐酸少或缺如，肠之机能被障碍，便秘或下痢，患者之营养着被侵害，颜面苍白，皮肤干燥，筋肉瘦削。

疗法：本病主治穴同急性胃炎，特以肝、胆、脾、胃、三焦俞刺针之，深度约可二寸左右（随体格不同而深度亦有加减）。主试以中等度之雀啄术等外，更可对于左不容穴、承满穴下针以直接刺激胃肌。

灸疗主以肝、胆、脾俞之各穴，以小豆大，灸约各八壮。

【按】本病之治疗，针灸共同皆可促进一般组织细胞之生理紧张性与活动性，而亢进新陈代谢，并促进胃腺之分泌等外，尚有种种至今未明了之奏效理由，而使针灸之效甚伟，吾人不可不注意研究也。

三、胃溃疡（古称胃痛）

原因：由胃黏膜荣养障碍，血行变调，胃液中之盐酸，消化其组织而发生，其起也，每因过热，过冷食物之摄取，及外伤。又肺痨、贫血、姜黄病、霉毒等亦并发。

症候：突然吐血，其色赤褐（胃癌之吐物，色如墨汁），味酸，且多混残余之食物，食后多发胃痛，然亦有不痛者，粪便暗黑，有如柏油，出血过多，则面色苍白，心悸亢进，头痛，眩晕，全身衰弱。其异常症，约有六种：（一）慢性消化不良症（食后胃痛）。（二）胃性痉症（仅发胃痛）。（三）呕吐性症。（四）急性穿孔等症。（五）出血性症（出血甚多，急速致死）。（六）恶液质性症（强度贫血，痛呕均稀）。

疗法：本病对于患者①，虽以避免局部刺激为原则，然在具有强度自信力并经验充分熟练达能之士，未始不可自由刺激之，可刺入胃俞、三焦俞，二寸位，行以回旋捻捻术，或强度之雀啄术，并肩中、肩外、大杼以深约五分位之弱雀啄术，手三里、郄门②、合谷则行以诱导针。

灸疗——可以膈、肝、脾俞各灸十壮外，并灸左之不容、承满、通谷，灸八壮，可愈。

【按】本病以旺盛胃之新陈代谢，促进其治愈之机能，而减少胃液分泌为目的。

四、胃癌（古称翻胃）

原因：发生于四十岁以上之男子为多，有遗传素性，居常有慢性胃炎、胃溃疡，以及吃烟家，嗜食刺激性食物者易患本病。

症候：其初，虽不过轻度之消化不良，食欲不振，胃部膨满，压重，嗳气，作恶。然渐次增恶，皮肤枯燥，脂肪消耗，筋肉瘦削，浮肿，舌苔灰黄，食思缺之，烈痛，呕吐，吐物污秽，暗赤而臭，出血日增，其吐物如咖啡渣样，或煤样，消化期间，胃中盐酸缺如，乳酸着明。

---

① 患者：原为"者患"，据《近世针灸医学全书》改。
② 郄门：郄原缺，据《近世针灸医学全书》补。

疗法：本病根本疗法，应以内科处方随机应变处理之，针灸尚未有特效之治疗。

五、胃运动不全症（又名胃扩张）

原因：第一度运动不全症，急性者。由于重症传染病（伤寒、肺炎、猩红热），脊髓疾患，衰脱性疾患而来。慢性者，因不规则之生活，无力性体质，及其他之胃肠疾患（慢性胃炎、胃溃疡，常习便秘等）而现。第二度运动不全症，多基因于幽门，或十二指肠之狭窄。

症候：进食后，胃内容物，未能依时转送于肠。胃之广袤增大，嗳气，嘈杂，膨满，易于呕吐，其吐物颇多，有强酸味及臭气，食欲缺乏或亢进，舌无苔而色灰，或有白苔，胃之运动甚难，盐酸或减少，或过多。全身营养障碍①，皮肤菲薄，筋肉弛缓，颜面现污秽灰白色，胃之下界，往往达于脐窝以下，以两手贴肋且振荡胃部，发振水音，尿量递减，病愈进，尿愈少。

疗法：针疗——可于脾、胃、三焦俞刺入约二寸左右，行中等度之雀啄术外，更可针章门、期门约一寸，单刺术，并针手足三里而予以反射之刺激。

灸疗可用上述各穴选择适宜之三穴或五穴，灸以米粒大之艾各十壮。

【按】本病为针灸之最适宜症，可由针灸之刺激，使胃之运动机能亢进，细胞组织活动力旺盛，而使扩张之肌得以收缩，并尚有其他未明了之理由而奏伟效，此症实应详为研究之。

---

① 营养障碍：原为"荣养障害"，据《近世针灸医学全书》改。

六、胃下垂症

原因：为内脏下垂症之一分症，频发于胸廓细长狭隘之人体。

症候：胃运动迟缓，盐酸缺如，食思不振，嗳气，嘈杂，胃部压重，居常郁郁不乐。

疗法：本病之针灸疗法均与胃扩张治疗相同，亦针灸之适应症，当选择胃扩张所用各穴以施用之。

七、神经性消化不良

原因：神经衰弱症、脏躁、臆想病等，最易并发。

症候：摄取食物后，胃部觉压重及膨满，嗳气，嘈杂，空腹时，有疼痛样不快之感觉，其他，则有头重，眩晕，失眠，心窝苦闷、心悸亢进，四肢厥冷，思考力萎弱，记忆力减退等症，相伴而来，胃之运动减弱，盐酸之分泌或多或少。

疗法：针疗——取天柱风池，针二分乃至五分之单刺术，并胃、脾、三焦俞①、意舍、肓门，施深约一寸乃至二寸之雀啄术。

灸疗——可用上述各穴选用之，以艾灸各约八壮。

【按】本病治疗以催进胃液分泌，为胃肌能运动为目的，乃针灸治疗之最适应症。

八、胃痉又名神经性胃痛（古称肝气胃疼）

原因：（一）脏躁、臆想病、神经衰弱、巴塞氏病、贫血、萎黄病、糖尿病、痛风、关节痛痹、疟疾、肺痨等。（二）脑底脑膜脊髓炎、脊髓痨、脑脊髓硬化病等。（三）

① 俞原缺，据《近世针灸医学全书》补。

肾脏炎、卵巢及子宫疾患（最为频繁）。（四）中毒（烟草碱、可卡因、铅、酒、茶）。本病以女子为多。

症候：发作性痉挛样剧烈之胃痛，如锥如刺，由于按压而缓解，脉搏疾数，甚则卒倒，以嗳气、呕吐、欠神而消失。

疗法：胃俞与三焦俞为主治穴，以针刺入二寸或三寸以传达大小内脏神经丛而获镇静为目的，用强雀啄术或置针术（但应特别注意防止折针），此外更针意舍、胃仓、肓门各深约一寸之雀啄术，并针手之合谷、曲池、足之三里、大敦、厉兑，行以强度之单刺术。

【按】司胃知觉及运动之神经为迷走神经胃丛，故可镇静副交感神经而抑止之，此症针灸治疗，较一般医师所用之麻醉剂之注射镇痛法，远胜数倍，亦针灸之奥妙点。

九、神经性呕吐

原因：为脑震荡、脑脓疡、脑膜炎、脑寄生虫、脊髓痨、脏躁等之并发症。其他，则为妊娠、胆石痛、腹膜炎等，又尿毒症、腐败症、胆汁中毒症亦发本疾。

症候：呕吐频发，无恶心为前驱，精神感动，尤易诱起。

疗法：针疗——取身柱、风池，深约五分之雀啄术，幽门、中脘，深约七分乃至一寸二分之雀啄术，足大敦、厉兑，单刺一分，其他肩背部可行皮肤刺激之。

灸疗——可用上述各穴以米粒大之艾灸约八壮。

【按】呕吐者，由于迷走神经之上下喉头神经所引起之于延髓中呕吐中枢之兴奋，故可以上述各穴以镇静目的之刺针或灸点。

一〇、胃盐酸过多症（又名酸性消化不良）

原因：为胃溃疡、神经衰弱、神经性消化不良、脏躁之并发症。

症候：胃部觉灼热及压重，时则剧痛。

疗法：本症疗法，与胃溃疡之疗法，大致相同，故可参胃溃疡疗法以定之。

【按】本病治疗乃对于副交感神经之胃神经加以强度刺，而使脏液减少为目的。

「附」胃弱症

疗法：针疗本病之主治穴与急性胃炎相同，针灸之手技可以中等术之雀啄术。

灸疗——可以脾、胃、三焦俞，作米粒大之小灸。各约八壮，手三里灸七壮，而予以反射之刺激。

【按】本病为针灸适应症中之最适宜症，由于针灸之刺激，可资调节胃肠内分泌，并对新陈代谢亦有良好之结果，针以器械刺激，灸以湿热刺激，而予胃脏以直接兴奋，是远非药物疗法所能及也。

又本症之由于所谓交感神经紧张症者，宜刺激副交感神经以兴奋之可也。

第四节　肠疾患

一、急性肠炎（古称湿多成五泻）

原因：主要者，为食物之不卫生（过热、过冷、腐败物、贪食）下腹部受寒冷及扑击、药物、中毒、气候不良患。其他，则为伤寒、赤痢、霍乱、恶疟、肠癌、心肾疾患，化脓性疾患等之续发症，乳儿为乳汁之分解，尤易罹本病，肠管之各部皆可发生，以回结肠炎为频繁，本文所记述者，即为此种。

症候：腹痛，鼓肠，雷鸣，一日三至二十回如厕，体倦，口渴，尿少，粪便之色，或黄或黑，或白或绿，稀薄而臭，并带食物之残渣，体温如常，或微热，并发胃炎，则食思缺乏，恶心、呕吐、嘈杂，舌被灰苔，屡屡口唇发疹。

十二指肠炎，则发黄疸。直肠炎，则里急后重，便通频数，排便时发疼痛，粪便中夹黏液及血液屡屡排便，肛门括约筋弛缓麻痹，遂致漏便，又往往脱肛。

疗法：针疗——取胃俞、三焦俞、气海俞、大肠俞[①]、关元俞各穴约针二寸内外，并针足三里、三阴交，刺针三分乃至五分，而予以反射之刺激。

灸疗——除上述各穴灸约十壮外，更灸以商曲、大赫各十壮。

【按】本病之治疗，使肠蠕动减少，与液循环良好为目的，而以针灸固有之作用而奏伟效。

若本病之肠内容物腐败之场合，可先应用大肠俞、大横等穴刺激之，使内容物深下后，再用上述之针灸治疗之。

二、慢性肠炎（古称休息痢、寒泻等）

原因：（一）自急性炎渐次转移。（二）心肺疾患、白血病、肠痨、肠寄生虫等。（三）神经性。

症候：亦如急性炎，以回结肠为频繁，便秘及下利，相递而来，便中有多量之黏液，并含有不消化物，腹痛，鼓肠，雷鸣，及头痛，眩晕，荣养障碍，皮肤干燥，肌肉

---

① 大肠俞：据《近世针灸医学全书》补。

瘦削，陷于臆想病，因而失眠，食思减退，口渴，尿少，其并发症，有肠出血，肠穿孔，肠狭窄等。

疗法：针疗——三焦俞、气海俞、大肠俞、关元俞、小肠俞，各针一寸五分乃至二寸中等度之雀啄术，又以中注、大巨，针二分乃至五分，此外并针足三里与三阴交，予以反射之刺激。

灸疗——则用上述各穴，取括选择五穴至七穴，以米粒大灸各十壮。

【按】本病治疗，由于针灸之刺激，可恢复一般细胞生理之机能，并使血液旺盛，以达治之效果。

三、蚓突炎及盲肠周围炎附盲肠背炎。

原因：真原因今尚未知，其原因（一）狭隘；（二）外伤；（三）粪石。其他，则起因于骨盘腔之诸种炎症，及伤寒等，近时最多见者，为有结核性素质之青年，以及过剧之运动，饮食之不卫生，便通之不整，亦有诱发之事。

症候：蚓突炎及盲肠周围炎，于右肠①骨窝俄然疼痛而开始（亦有不甚痛者），始有三十九度到四十度之热候（亦有无热者）。当于努责或咳嗽时，即觉疼痛，食欲亡失，呕吐频发，烦渴颇甚，舌被黄厚之苔，腹满，右侧尤甚，按之疼痛，右脚屈而不伸，强伸之则剧痛，热达周半以上，或恶塞战栗，即为化脓之征。盲肠背炎，症状亦类似，惟有于骨盘腔发生神经痛及麻痹者。此症以结核性症为最多，不可不知，并发症之重要者，为腹膜炎，利尿困难，脓液穿漏等。

疗法：针疗——限局部者，或可认为其经过良好者，

---

① 肠：原为"阳"，据《近世针灸医学全书》改。

可刺右肓俞、腹结、府舍、带脉、五枢、维道、巨髎、冲门等，行以回旋捻转术，或弱雀啄术，及其他腹部之各穴，施以皮肤针，或对气海俞、大肠俞刺针，此外更可针足三里，以传达反射之刺激。

灸疗——可经用上述之五六穴，以小豆大之灸各十二壮。

【按】本病治疗，以安静肠蠕动，消失炎症机能，促进渗出物吸收为目的，倘术者具有熟练之技术与信心者，对于限局性盲肠炎可达治疗之目的，但对重症患者，或坏①疽性等，则非所任。

【注意】如诊断不确实者，宜视为不适应症，以策安全。

四、常习便秘

原因：不适当之生活（例如运动不足，摄食无常），及女子妊娠时，屡发本病，又神经衰弱、脏躁、臆想病等，亦为其原因。

症候：久久便秘，甚者二三周间，全不通便，有诸般之神经性疾患，即头眩、耳鸣、全身倦意、不眠、食思不振等是也。

疗法：针疗——取大肠俞、小肠俞、左大横、中注、大巨、外陵、府舍等刺针。

灸疗——以大肠俞、小肠俞②、膀胱俞、左大横、府舍各灸十壮。

【按】本病疗法，虽依其原因，而其治疗之根本方针无

---

① 坏：原为"怀"，据《近世针灸医学全书》改。
② 俞：原为"并"：据《近世针灸医学全书》改

异，即不外调节肠之蠕动运动，以促其排便机能而已。

五、痔疾（古始痔疮）

原因：痔静脉为结节状扩张（痔核），由于便秘、摄护腺肿大、直肠癌、子宫肿疡、妊娠及慢性心肺疾病而发，又荷重及坐食，亦往往发本病，男子较女子为多。

症候：有内痔及外痔之区别。内痔，发于肛门括约筋上，外痔，发于该筋之外部，自觉症，虽轻重不一，大概当于运动或便秘时，肛门有不快之紧张及疼痛，又扩张之痔静脉因破裂面出血，出血之原因，虽有种种，然以饮酒、便秘、房事、久坐、过度步行、乘马为主要，此出血之前驱，有一种之苦恼，患者每自觉头痛，眩晕，心悸亢进，呼吸促迫，肛门瘙痒紧满及搏动是也。内痔，有时脱出，发嵌顿症，使患者剧痛而苦恼，又外痔于肛门来裂创，因排便招来剧痛，称之为痔裂云。

疗法：以百会与会阴，各灸十壮，多奏伟功，或用大肠俞、小肠俞、秩边、长强、会阴，各针一寸至二寸，施以回旋旋捻术，并由足之商丘、绝骨、阳辅试以反射或诱导之法。

【按】本病治疗，以上各穴施以适当之手技，而诱导局部之郁血至他部，并会收缩之痔静脉得以扩张，血液循环佳良，则痔结节之灸症消散而得治愈，较诸一般之医疗可得更良好之结果。

六、神经性肠疝痛

原因：（一）神经衰弱、脏躁、脊髓痨、贫血、痛风等。（二）尿毒症及铜中毒、铅中毒。（三）寄生虫、子宫、肝肾疾患。

症候：脐部剧痛，脉细数，心悸亢进，甚则神识亡失，发作时腹部紧张，铅毒性，则陷没如釜，硬固如板。

疗法：本病为针灸之最适应症，可针肓俞、志室、三焦俞、大肠俞、小肠俞、气海俞、关元俞等用三寸之针刺入约二寸，施以强雀啄术，并刺手足三里、三阴交等刺入三分乃至五分，行强度之单刺术。同时关于便意之有无，以促排便而减轻腹腔之负担，欲达此目的可行大小肠俞之单刺术，大横、大巨、外陵、丹田（即气海、石门、关元三穴）等之前腹部穴约一寸位之刺入，而轻予以回旋术等。

灸疗——可用肓门、志室、胃俞、三焦俞、肾俞等穴各灸大五壮。

【附】 肠弛缓症

本病为针灸医术之最适应症，远非如一般医疗之所能。针以三焦俞，以深约二寸之间向内上方刺针，施行弱雀啄术，以传达于太阳丛（即大内脏之神经丛）之刺激。更针大肠俞深约二寸，以借下膈神经丛，而传达刺激于肠之运动神经。同时更用外陵、大巨、中柱、关元等前腹部之经穴，深约一寸至二寸而直接刺激肠管外，并用涌泉、悬钟，行单刺强刺激，传达反射刺激。此外胸腹部及四肢各穴，皆施以皮肤针（浅之单刺针）借反射作用，以调节一般神经系，及各种内分泌之产生。

第五节　腹膜疾患

一、急性腹膜炎

原因：（一）由于感冒及外伤而原发。（二）传染病（例如伤寒、急性关节痛痹、疟疾、发疹伤寒、猩红热等）。　113

（三）瘦削性疾患（肺痨、癌肿、坏血病、慢性肾脏炎等）之续发症。（四）邻接器官炎症及脓疡之传染。（五）潜原性。据以上所记各原因，可知本病有种种之细菌。

症候：（一）广泛性，局部的症状，紧要者为疼痛，不可抚摩及接触，又屡屡嗳气、呕吐、便秘或下利，全身的症状甚重笃，体温升腾，脉细数呼吸促迫，两颊及眼球陷没，鼻耸，口舌干燥，呈衰弱之状态。（二）最局性，与广泛性无大瘥，仅范围狭小，其全身状况亦较轻，有不定型之热度及呕吐，全身衰脱。

疗法：取气海俞、关元俞、上髎、次髎、中髎、中极、曲骨，以小豆大之灸十二壮。

【按】本病针治稍差，灸法而可应用之以著效。灸以温热之刺激，共消炎镇痛皆有伟大之效果，并以加热蛋白体之吸收，而各种之免疫体增加，白血球之活动性旺盛，并由于血循环良好，以达安静消炎之目的，此外恐尚有其他未明了治病之作用，正待吾人之发明耳。

二、慢性腹膜炎附结核性腹膜炎

原因：虽有急性炎症转移者，然以结核性原发者为多，或与其余之结核症并发。

症候：腹痛、鼓肠、呕吐、全身症状等，比急性症为轻，其为结核性与否，可视其他脏器有无结核症状为据，又可以结核素检其反应。

疗法：本病为灸之适应症，取胃俞、三焦俞、肾俞、肓门、志室等穴灸以八壮，此外可参考腹水治法而临机应用之。

【按】本病治疗以利尿及增进新陈代谢，血液循环，营养良好，并细胞组织之抵抗力为治疗目的。

三、腹水（水鼓）

原因：（一）郁血性腹水，自门脉血行障碍，心、肺、腹膜疾患而来。（二）恶液质性腹水，自肺痨、癌肿、化脓症、下利、肾脏疾患而来。

症候：腹部膨满，广袤增大，前面扁平，扩张于侧方，不硬固，无疼痛，按之波动，呼吸困难，尿少。

疗法：本病应以其原因自当行以原因疗法，但亦应试以利尿，发汗，诱导等法，针灸点依古典用水分与人中为利尿之要穴，三焦俞、肾俞、气海俞为主治之穴，此外如上脘、关元、阴交①、腹结作为补助之穴，以足三里、悬钟等为反射刺激之穴，此病在今日尚无特效药，故针灸治疗仅为一种补助办法而已。

第六节　肝脏疾患

一、黄疸

原因：（一）单纯性黄疸，因胆汁排泄于肠内发生困难，遂移行于血液。（二）溶血性黄疸，胆汁排出正常，由于血球崩坏，形成胆汁色素，滞留于血液中，如斯之黄疸，发生于黑水病、恶性贫血、发作性血色素尿等疾患。

症候：单纯性者，呈胃肠炎之病候，故别称为炎症性黄疸，其症候，以皮肤、黏膜、血清之变黄色为主征，患者之皮肤变为污秽黄色，眼球、结膜、口唇、咽喉腔膜变黄，血清亦带黄色。尿色暗黄，多混浊，粪便之色灰白，皮肤瘙痒，脉迟，食欲缺乏，失眠，便秘，体温当初期轻

---

① 阴交：原为"阴督"，据《近世针灸医学全书》改。

微上升，二三日而消散，肝脏肿大，其质硬固，胆囊膨大，可以触知。重症者，精神朦胧，谵语，间代性全身患痉挛，皮下及黏膜出血，呼吸不正，二便失禁，遂致取死的转归，此则由于消化障碍，肠中发生盐基性物质，胆汁之自家中毒也。溶血性者，尿中无胆汁色素为特征，而皮肤及眼球巩膜之黄色较轻，当达于高度时，皮肤之变黄，比较的显著。

疗法：针疗——取肓门、志室，针入二寸，此外可针右不容、期门、日月、章门、京门，深约一寸之单刺术，或针手三里。

灸疗——可用右意舍、肓门，志室，各灸八壮，手三里灸七壮。

二、肝痈（肝脓疡）

原因：为化脓性球菌（连琐状及葡萄状）及大肠菌之侵入，因败血症、脓血症、肠溃疡、盲肠炎、门脉炎、胆石症等而续发。

症候：急性病，以寒战而起，始呈弛张热，或间歇热。慢性症，热型不定，肝郁（右胁）疼痛，按之增剧，无食欲，自汗，渐次衰弱。

疗法：本病治疗以血行，恢复其生理状态为目的。针疗——取足太阳之背部，腹部第一行、第二行各穴，并四肢末梢之各穴。

灸疗——肝、胆、脾、胃、三焦、肾、气海、大小肠俞各灸七壮。

三、肝硬化

原因：（一）饮酒为主要原因。（二）传染病（例如霉毒、肺痨、疟疾）。（三）胆道疾患。（四）物质代谢疾患（糖尿病、痛风、佝偻病等）。

症候：以消化不良之症状徐徐发起。心窝膨满，压重，便通不整，皮肤带一种污秽黄色，然无黄疸之症候，渐次腹水，脾肿，上腹静脉突起如蛇行，遂致胃肠郁血，发生吐血、下血、皮下溢血等症，全身衰弱，遂饮不进，甚且并发慢性肾脏炎、心筋炎、脂肪肝脏等而致命。

疗法：主为利尿，诱导法，用肾俞、大小肠俞、上髎、次髎、肝俞、胆俞、脾俞，针一寸乃至二寸或用上述诸穴灸七壮亦可。

四、胆石

原因：坐业、美食、窄小之衣服，肥胖痛等为主因。

症候：其特征，为一种之疝痛发作（疸石疝）。自胆囊部放散于右胸，右则肩胛，及右腕，患者呻吟叫号，前额冷汗，恶心，呕吐，体温腾升，甚且不省人事，全身痉挛，平均二三日后发黄疸。

疗法：针疗——刺右之不容、期门、日月、章门，左之大横、京门、志室、肓门，用强雀啄，右之肝俞、胆俞①、脾俞，行强雀啄术，涌泉、厉兑，行强度单刺术。

灸疗——肝胆脾俞，以米粒大灸二十壮。

【按】本病之治疗，对症的以镇痛为主，并辅助刺激使胆石通过而排泄为目的，此外更须注意催进其通便而调节之。

---

① 胆俞：原为"胆囊"，据《近世针灸医学全书》改。

第四章　泌尿器疾患

第一节　肾脏疾患

一、血尿及血色素尿

原因：血尿：（一）肾脏疾患（打扑、创伤、肾脏炎、肾脏栓塞、萎缩肾、结石、癌肿）。（二）其他重症疾患（猩红热、伤寒、痘疮、血友病、坏血病、出血性素质）。（三）药物刺①激（芫菁、松节油等）。血色素尿：由发作性血色素尿症、火伤、痘疮、霉毒、恶疮、伤寒、猩红热、中毒等而来。

症候：血尿，尿中有多量之赤血球及血色素。血色素尿，则仅呈暗褐赤色而无赤血球。

疗法：本病应依其原因，施以适当之治疗。

二、尿毒症

原因：为尿成分之中毒，在昔谓由于排泄障碍，尿之郁积，然多数之症，排尿固少，甚且闭止，却亦有尿量不减，甚且增量者，近时有人谓血中残余氮之含量，与本症有关，是以现今有下列三说：

（一）郁积性尿毒说，又名大氮气血症说，就中繁之原因，为诸般肾脏疾患，其他则为膀胱麻痹，尿道闭塞等。（二）脑刺激症说（子痫性尿毒症）。（三）脑之血行变调（出血、血塞、或障碍）。

---

① 刺："刺"原缺，据《近世针灸医学全书》补。

症候：

（一）急性症，又称痉挛性症，或子痫性症，以发生于急性肾炎，及妊娠肾者为最多。又萎缩肾之经过中，亦有现者急性症大多心头痛、恶心、呕吐、迟脉、高热、精神朦胧为前驱，嗣则俄然或短时日之后，现定型的癫痫发作体温上升，瞳孔散大，失明，偏瘫，失语。

（二）慢性症，由于所谓大氮气血症而来者为最多，其主因为慢性肾炎，以急速之羸瘦，全身倦怠，及贫血而始，伴之以皮枯、舌燥、口臭、食减及哕逆，此际有发口腔炎，胃肠炎者。是症可特记者，为神经系统之障碍，头痛，失眠，诸事厌倦，居常不乐，易于愤怒，遂渐次陷于昏睡，痉挛，搐搦，皮肤瘙痒，体温下降，视力障碍，呼吸困难，而取致死的转归。

（三）假性症，主由于慢性血压亢进症，脉管痉挛，及脑之血行障碍而来，此际肾脏无显著之障碍，其主征为兴奋状态、失眠、眩晕、呕吐、弱视、失语、偏瘫等。

疗法：针疗——天枢、左腹结、命门、肾俞、气海俞、大肠俞、小肠俞、足三里、三阴交、大敦、厉兑、涌泉、三间、二间、少府、劳宫、鱼际等各穴，试以强单刺术。

灸疗——取二间、三间、涌泉，以小灸十壮，其他则可临机取穴应用之。

三、肾盂炎

原因：为淋浊菌、化脓性球菌，以及大肠菌、结核菌、伤寒菌、肺炎菌之侵入，妊娠及产褥最易惹起。又发于其余之肾脏疾患以及泌尿生殖器结核、败血症、伤寒、猩红热、肺炎、赤痢、丹毒之经过中，其他病由于矿酸、石炭酸、树香胶、斑蝥等之中毒而起。

症候：寒战、高热，呈弛张性间歇性头痛，体倦，食思缺乏，肾部按之觉痛，其主征为脓样尿或血样尿。慢性症，自急性症渐次转移，然亦有初期即发生缓慢者，是由于输尿管炎、结石，或妊娠妨碍排尿而来者。

疗法：本病应以安静，肾部行以冰罨法并以消炎利尿为自的，可选腹结、秩边、足三里、三阴交、肾俞、气海俞、大、小肠俞，或灸腹结七壮，肾俞、气海俞、大、小肠俞各八壮亦可奏效。

第二节　膀胱疾患

一、膀胱炎（古称癃淋）

原因：（一）淋菌、化脓性球菌、大肠菌等之侵入。（二）药物中毒（斑蝥、绿钾）。（三）感冒。（四）伤寒、赤痢、霍乱、肺炎、脊髓炎、脊髓痨之并发症。（五）邻接器官炎症之传播，其他若膀胱结石、泌尿生殖器结核，亦有诱发者。

症候：尿之性状，由于各类而异，或含多量之黏液（炎症性），或为脓样，放窜透性臭气（化脓性），或为血样而混浊（出血性）。患者面色苍白，食思亡失，烦渴，郁郁不乐，渐次瘦羸，时有小热来潮。其经过，在急性症，不过数日，或一二周，慢性症或延及数月。

针疗——取上髎、次髎、中髎、下髎各针二寸左右，膀胱俞、腰眼（本穴位于第四五腰椎之模突起间）、承扶、会阳、殷门三分乃至六分，足三里五分，行以中等度之雀啄术，大肠俞行二寸行以强单刺术，左大横针一寸乃到五分，亦行以强度单刺术。

灸疗——用上、中、次髎穴以米粒大各灸十灶，会阳小灸八灶。

【按】本病治疗利尿消炎，亢进免疫性黏膜之恢复等为目的，此种针可予以骨盘神经及位部之血管刺激，为一种针术固有之刺激疗法也。

灸治——使加热蛋白体之吸收，而增加免疫性，并诱导血管扩张，新陈代谢机能使之旺盛。

所取承扶、会阳、殷门为海道氏带传达反射刺激之有力者，刺大肠俞与大横则使之排便为目的。

二、遗尿症

原因：本症恒发于十二岁以下之小儿，其原因，由于糖尿病、萎缩肾、肠寄生虫、膀胱结石及不适当之晚餐等。若发于大人，则为重笃之神经疾患、麻痹狂、脑髓化脓症之所致。

症候：多于夜间熟睡时，梦如厕，或知或不知而排尿，又或昼间，由于腹部之努责而遗，患儿面色苍白，神经过敏易于兴奋，嫌恶与他儿同游戏。

疗法：针疗——用小儿皮肤针，并针会阴、会阳一分乃至三分。

灸疗——用膀胱俞、三阴交行小灸，或以长强、会阴小灸五壮。

三、膀胱麻痹（古称癃闭）

原因：（一）诸般之脊髓疾患。（二）肠膜疾患。（三）神经疾患。（四）其余之膀胱疾患。（五）重症伤寒、产褥、手淫、房事过度等，居常忍尿者，亦易罹本病。

症候：膀胱压缩筋麻痹，当于排尿时，强度努责，放出仅微，甚且不能放出，郁积之尿充盈于中，膀胱渐次扩张，其麻痹症状，愈愈增恶，膀胱括约筋麻痹，尿点滴淋漓，分裂菌因而侵入，遂致膀胱发炎，压缩筋及括约筋共麻痹时，尿不随意溢出，至于膀胱外口之下方，则停止不流。

疗法：针疗——纯官能性者，可用天柱、风池、命门针三分乃至五分，足三阴交行单刺术。对于其他原因，可用承扶、会阳、长强、殷门（以上皆膀胱之海道氏带）行二三分之单刺术，此外更对上、中、下、次髎刺入二寸左右，借骨盘神经丛而传达刺激。

灸疗——可用上、次、中髎及会阳各小灸八壮。

【按】本病治疗以恢复膀胱肌之紧张及神经机能为目的。

四、膀胱痉挛

原因：为淋浊、膀胱炎、膀胱结石、脑脊髓疾患之并发症，又发于神经衰弱、脏躁、臆想病中，受子宫及卵巢疾患，肠寄生虫等反射之影响，亦发生。

症候：膀胱压缩筋痉挛，膀胱中存有少量之尿，那尿意频数。待一滴全无而后已，膀胱扩约筋痉挛，尿意虽亦频数，然排出极少，甚且闭止。当排尿时，有剧烈之痛，患者面色苍白，易兴奋，惮交际，恒闭居于一室中

疗法：针疗——本病治疗主对骨盘神经之兴奋，加以镇静为目的，故用大小肠俞、上、次、中、下髎，膀胱俞刺入一寸多，行强雀啄术，中柱、腹结、秩边施以深九分至一寸之强单刺术。

灸疗——可取次、中、下髎，以米粒大灸十二壮，会阴、殷门则小灸八壮。

第五章　　生殖器疾患

一、淋浊

原因：由淋菌之侵入，在男子以尿道为主，在女子，则发于子宫内膜及膣道。本病之发生，由于与淋浊患者之交媾，或由于附着淋浊脓汁之手指，及器具而传染。

症状：其潜伏期，约一日至三日，有急性及慢性之区别。

（甲）男子（一）急性症，尿道口为分泌液所闭塞，放尿障碍，尿道中瘙痒或疼痛，尿意频数，利尿困难。在其初期，尿道仅分泌少许之黏液，病势渐进，遂为脓液，淫欲亢进，阴茎勃起疼痛，呈弓状紧张，其并发症之重要者，为副睾丸炎、摄护腺炎、精系炎、膀胱炎、横痃、关节炎、龟头炎、包皮炎等。（二）慢性症，续发于急性症之后，尿中混有炎性产物（淋丝），早晨尿道唇端黏稠，放尿困难，压之排出脓滴，并发症较急性症为稀，其频繁者，为膀胱炎及关节炎。

（乙）女子（一）急性症，自尿道分泌脓样之液，排尿时疼痛，灼热，瘙痒，淫欲因而亢进，其并发症，以子宫炎、喇叭管炎、腹膜炎为主要。（二）慢性症，续发于急性症之后，其症状甚轻，自子宫颈不绝漏出分泌物，下腹部紧张疼痛，一旦分娩，则容易招来子宫内膜炎，及腹膜炎。其他亦有并发化脓性喇叭管炎、子宫周围炎、骨盘内结缔组织炎者。

疗法：针疗——急性淋者可针天枢五分，上、次、中、下髎约二寸，行中等度之雀啄术，左大横约一寸五分，行强单刺术企使排便，膀胱俞、腰眼约五分，承扶、会阳、三阴交约五分行单刺术。慢性者可按此加减取用之。

灸疗——急性者用次、中、下髎，膀胱俞、三里、三阴交、漏谷、腰眼各灸十壮，天枢灸八壮，大横灸八壮，漏谷灸七壮。若慢性者，特以腰眼，与漏谷二穴以米粒大灸，持续九周时，可获意外之效果。

其次关于女子尿道淋病，针疗可取上、次、下髎，刺二寸左右，行中等度之雀啄术，膀胱俞、中膂内俞、命门针五分，行回旋捻术；大横针一寸，行强单刺术。灸疗，以上、次、中髎各十壮，曲骨、横骨灸八壮，更灸足三里、漏谷、三阴交等穴，奏效更捷。

二、遗精

原因：其频繁之原因，为房事过度，手淫暴行，其他则发于淋浊、包茎、痔疾等，反射的影响又为神经衰弱、脊髓炎、脊髓痨、糖尿病、臆想病之一症候，至居常精神过劳，及烟酒茶与咖啡滥用，亦往往发生本病。

症候：每夜或隔夜，有一二回之漏出，阴茎既不全勃起，亦无快梦，此际患者，身体疲劳，头痛眩晕，心悸亢进。在疾之甚者，早间醒时，因生殖器机能之兴奋亦往往漏出。

疗法：本病疗法，主以营养疗法及一种暗示疗法。营养疗法，以胃俞、三焦俞针入二寸左右，行弱雀啄术；大杼、风门、魄户、肩中、肩外，单刺五分乃至七分；中脘单刺一寸。其次则用一种之催感疗法，以天柱、风池，针五分乃至七分，大椎、身柱、手三里、合谷、足三里、大敦，针一分乃至三分。

灸疗——以胃俞、三焦俞，小灸八壮，曲骨小灸五壮。

三、阳痿（阴痿）

原因：由于阴茎之变行及大小而来，手淫暴行，房事过度，及睾丸疾患，亦为本病之原因。又为重症疾患，糖尿病、萎缩肾、脊髓痨、神经衰弱之并发症。

症候：性交时，阴茎不完全勃起，或早泄，无快感，因之郁郁而眠，遂诱发神经性疾苦。

疗法：针疗——以次、中、下髎为主治穴，刺入二寸，行中等度之雀啄术，以曲骨、归来深一分之强单刺术。

灸疗——用次、中、下髎，小灸八壮，曲骨、归来以极小灸五壮。

第六章　运动器疾患

一、急性历节痛痹，一名风湿痛，又名关节偻麻质斯（古称白虎历节、黄汗等）

原因：其病原体，尚未能确知，本病之发生，以春秋寒之候为多，又有遗传的素因，至症候的关节痛痹，则起因于淋浊、猩红热、痘疮、水痘、风温、赤痢、结核、霉毒等。

症候：以十岁至三十岁之年龄为最频繁。其起也，先有一回之战栗或数回之恶寒，乃继之以高热，而后四肢之关节肿胀，游走于诸关节之一事（例如甲健康，乙发炎，至于翌日则乙健康，甲发炎），经过周余之后，暂见轻快，热亦下降，为日无几，却又反复，如斯者延及月余，然其症亦有数日即愈者。并发症中之紧要者，为急性心内膜炎及脑脊髓症。

疗法：（一）腰肌偻麻质斯——悬枢、命门、阳纲、肾俞、气海俞、大小肠俞、三焦俞、上、次髎、肓门、志室、胞肓，针三分至七分。

（二）颈肌偻麻质斯——天柱、风池、完骨、各颈肌之一拇指两侧、肩中、肩外、大椎、大杼、天窗、天容、缺盆等，针二分乃至五分。

灸疗——可用以上诸穴，选用五六穴各灸十壮。

（三）背肌偻麻质斯——肩中、肩外、肩井、大杼、风门、肺俞、厥阴俞、心俞、膈俞、附分、魄户、膏肓、神堂、譩譆、膈关、魂门、曲垣、秉风等，针二分至五分。

灸法——依其症状可选用以上各穴。

二、急性及慢性筋肉痛痹又名筋肉偻麻质斯（古称邪风、悉风）

原因：亦如关节痛痹，以冒寒湿、外伤等为诱因。其真正之原因，现尚未知，春秋两季为频发之时期。

症候：主侵袭大人，急性者，往往以身热及多汗而经过。大概袭单一之筋肉为常，所患筋肉肿胀浸润，运动障碍，压之激痛，最频繁且最剧者，为三角筋，而僧帽筋、腰腹筋、颈筋、胸筋次之，腰痛颇甚，体躯运动因起障碍，即俗所陈为鬼箭风者是也。慢性者无热候，其疼痛游走于身体之诸部，以天气之冷暖燥湿为增减。

疗法：本病之疗法，可在病关节之周①围及上下刺针或点灸。

---

① 周：原为"固"，据《近代针灸医学丛书》改。

第七章　神经系统疾患

第一节　末梢性神经疾患

一、三叉神经痛，又名颜面痛

原因：（一）感冒及传染病（风温、伤寒、疟疾）。（二）中毒（铅、汞）。（三）头部、鼻腔、眼、耳等炎症及齿牙之疾患。（四）贫血萎黄病等。

症候：本病为最频繁之神经痛，第一支为尤甚，往往无因而起，第二支较稀，第三支尤稀，依其侵袭之范围，区别为眼神经痛，上颚神经痛，下颚神经痛，多者来于偏侧，其疼痛之性状颇急剧，时放散于后头部，及肩胛部，又往往颜面牵缩及瞬目，面色等则苍白，后乃潮红，并发蔺行疹。痛之压点，眼部在上眼窝孔之直下，上颚部在下眼窝孔，上颚部在颚骨孔。

疗法：针疗——针阳白、攒竹、四白、上星、下关、颊车、颧髎、承浆等三叉神经末梢之镇静，并针肩中、肩外、手三里，以达反射刺激之目的。

灸疗——取风池、肩外、肩中、手三里、二间，以小灸七壮。

二、后头神经痛

原因：（一）上颈椎骨疡。（二）感冒、传染病、刺激、重荷等。

症候：发于大后头神经，波及于颅、顶骨，有剧烈之发作性疼痛，时则放散于背部及膊部，压点在乳嘴突起与载域之间，脉管运动神经障碍，头发脱落。

疗法：针疗——取天柱、风池、后顶、百会、翳风、肩中、肩外、大杼、手三里等穴。

灸疗——取风池、肩外、手三里，以小灸七壮。

三、肋间神经痛

原因：（一）肋骨骨疡，脊柱疾患（结核、癌肿），肋膜炎等。（二）脊髓痨，脊髓膜肿疡，脊髓霉毒，大动脉瘤，脏躁，神经衰弱，贫血等。（三）感冒及外伤。

症候：多现于偏侧，以左侧为多，其疼痛放散于胸侧，压点在脊柱旁、腋窝腺及胸骨缘等三处，时并发蜀行疹或麻疹。

疗法：针疗——神封、步廊、不容、玉堂、璇玑一分至三分，厥阴俞、膈俞、肝俞、胆俞五分，身柱三分，手三里三分。

灸疗——以璇玑、身柱、厥阴俞、膈俞、不容、手三里，小灸三五壮。

刺针上之注意，未熟练针术者，每使疼痛加剧，可在侧胸部刺针的，每有更增加病势者，此均不可不注意也。

四、坐骨神经痛

原因：由于感冒（例如溺水、湿地露卧）、外伤、肿疡及炎性渗出物之压迫而来，在妇人则由子宫及卵巢之疾患，又脊髓痨、糖尿病、疟疾、伤寒、淋浊、霉毒、急性痛痹、痛风、萎黄病、铅、汞中毒等，亦发本病。

症候：为最频繁之神经痛，多现于偏侧，其疼痛自臀部之坐骨神经派出部，沿大腿及下腿之后面，波及于足部，直立及步行之际，疼痛增剧。患者常倾倚体躯，以图缓解，因而招致脊柱侧弯之症，使伸展下肢，屈曲股关节时，大腿后面发剧痛（拉虽夸氏症候），又使患者自坐位起立，则须屈曲患侧之脚，徐徐送于前方，以两手伸于后方，并以患侧之手支持地上，始能起立（来诺尔氏现象）。其压点在坐骨孔，大转子直后，大腿后侧之中央，腓骨小头之直下，内外踝缘之后侧等处。

疗法：针疗——针上、次、中、下髎，二寸左右，承扶、殷门、委中、承山，三五分深行雀啄术，膝眼、阳陵泉、三阴交、阳辅、太溪①，三五分，太白、大都、至阴、通谷，一分行单刺术。

灸疗——承扶、委中、三里、三阴交、承筋、阳辅、昆仑、太溪②、大都，以米粒大灸五壮至十壮。

五、关节神经痛

原因：由于贫血，脏躁，冒寒，生殖器疾患，及因该关节受外伤，且伴以恐怖而来。

症候：其发也，或随其原因，或逾一周至二周而始来，最多者，为股关节或膝关节，患者有疼痛样倦怠感觉，伸展患部，嫌恶运动，诊断上易误者，为股关节炎，然由于肿胀缺如，疼痛不定，及其他之神经症状，可以鉴别，在困难时，并可照爱克司③光线。

疗法：本病疗法，以原因的疗法为主，关于针灸之要穴，略为述之。

桡骨神经痛者，大杼五分，臂臑、消烁、三里、曲池、

---

① 太溪：原为"太谿"，据《近代针灸医学全书》改。
② 太溪：原为"太谿"，据《近代针灸医学全书》改。
③ 爱克司："X"的音译。

三阳络、阳池，三分乃至五分，灸以大杼、消烁、曲池，小灸五七壮，阳池三壮。

尺骨神经痛，针肩中、肩外，五分，少海、神门，三分至五分，灸小海、神门，五七壮。

正中神经痛，针侠白、郄门二分至五分，少府、少冲，二分，灸郄门、少冲，小灸五七壮。

腋下神经痛，针大杼、肩髎、腰俞二至四分，灸上穴五七壮。

胸廓神经痛者，针大杼、肩中、肩外、中府、曲垣、秉风、极泉三五分，灸肩中、中府、秉风、缺门五七壮。

六、颜面神经麻痹（古称口眼㖞斜）

原因：冒寒，受湿，耳下腺，颈淋巴腺，耳及脑之疾患，又为伤寒，风温，霉毒，癫病，糖尿病，铅中毒，脑髓及延髓疾患，多发性神经炎之一症候。

症候：多者来于偏侧，患侧之颜面，平滑无皱，且不能使眉间生纵劈，脸裂广大，闭眼不全（兔①眼），鼻唇沟消失，口裂牵引于健侧，不能营鼓颊运动及闭口，故嗤笑、吹唾、吐唾、吹火等，皆所不能，其他则听觉过敏，味觉、咀嚼、谈话以及唾液之分泌，皆有多少障碍。其来于两侧者，则失表情的机能，上唇下垂，下唇外翻，语带鼻音，闭目不能，此则于癫病往往见之。

疗法：针疗——（一）阳白、头维、翳风、颊车、地仓、下关、颧髎、大迎、承浆，一二分。（二）风池、天柱、完骨，三五分。（三）肩中、肩外、手三里、合谷，三五分。

---

① 兔：原为"兔"，据《近代针灸医学全书》改。

灸疗——翳风、三壮、肩中、肩外、肩井、手三里各七壮。

【按】本病之手技，深刺，不必最强刺激，宜用单刺术、震颤术、弱雀啄术。

七、颜面筋痉挛又名颜面搐搦

原因：三叉神经痛，眼疾患，齿牙疾患，及妇人卵巢子宫疾患之反射，其他则为神经兴奋、脏躁、搐搦症、模仿等。

症候：多为代性痉挛，恒冒于偏侧，其主征，为前额皱劈，颜面瘛瘲，口唇喝斜，瞬目等，以精神兴奋，时为显著，强直性者，恒发于局部，其中犯眼脸轮匝筋者，各为眼睑痉挛。

疗法：针疗——天柱、风池、完骨，五六分；翳风、天容，二三分；攒竹、丝竹空、阳白、巨髎、颧髎、手三里，五分；二间，一分。

灸疗——天容，小灸五壮；手三里，七壮；二间，三壮。

八、腓肠筋痉挛

原因：霍乱，糖尿病，重伤寒之恢复期，其他则为神经性体质及贫血，又以过劳、游泳、体操、舞蹈等为诱因。

症候：腓肠部突然发激剧之疼痛，腓肠筋强度收缩，硬固如板。

疗法：可取委中、承筋、承山、合阳、三阴交、隐白等经穴。

第二节　脊髓疾患

一、脊髓膜炎

原因：其主因为急性传染病（痘疮、伤寒、白喉、风温、丹毒、麻疹、猩红热、疟疾、淋浊），瘰疬，盲肠炎，以及结核，霉毒，又由于冒寒，身体过劳，中毒（氧化炭、硫化炭、氯①仿）而发，且续发于恶液质，贫血性疾患（癌、恶性贫血、白血病），肾脏炎，糖尿病，痛风等之后。

症候：（一）急性症，始则脊痛，腰痛，脚部倦怠，及知觉变常，体温升腾，数小时或一二日后，即呈运动麻痹之状（痿）。

（二）慢性症，始则下肢无力，渐次步行困难，所有肢部，呈迟缓性麻痹，该部知觉异常（蚁行及冷热）及亡失，体躯周围紧扼疼痛，伴以膀胱直肠麻痹，膝盖腱反射或缺如，或亢进（依炎症之高下而异），其他则皮肤因荣养障碍，发生褥疮，经过自数月至数年或二三十年。

疗法：针疗——针阳关、命门、悬枢、脊中、身柱、大椎、膏肓、三焦俞、肾俞、心俞、膀胱俞、手足三里等。

灸疗——大椎、命门、阳关、阳陵泉、手足三里等。

二、脊髓痨

原因：霉毒，其他则脊柱外伤，冒寒，精神兴奋，酒色沉溺，多产，久乳，麦角中毒，过度吃烟，伤寒，白喉，肺炎等，亦诱发本病。

症候：多发于三十至四十岁之男子，以脊髓后索之灰

---

　　① 氯：原为"绿"，据《近代针灸医学全书》改。

白色变性为特征，其经过颇缓慢，延及数十年之久，临床上大别为三期：（一）初期，下肢电击性疼痛，腰背紧扼，膝盖腱反射消失，瞳孔强直。（二）失调期，手足失调，闭目时，身体动摇，皮肤知觉障碍。（三）麻痹期（截瘫），脚及膀胱完全麻痹（尿失禁），呼吸困难，胃痛，呕吐，下利，肾痛，血尿，加之以球麻痹症状，遂因体力疾弱而毙。

疗法：本病治疗颇困难，尤其针灸更为难困，可按照脊髓炎之疗法，以辅助药物之治疗。

第三节　脑髓疾患

一、脑充血（古称肝火上升，类中，大厥等）

原因：为精神兴奋，暴饮，暴食，大动脉瓣闭锁不全，萎缩肾，动脉硬化，脏躁，脑神经衰弱，便秘等。

症候：以头部充血，颜面潮红，颞颥部搏动，眩晕，耳鸣，瞳孔散大，眼火闪发，心悸亢进，胸中苦闷为主征，又往往神识障碍，甚则人事不省，全身筋肉搐搦。

疗法：针疗——头维、百合、角孙，以浅单刺术；天柱、风池、空骨，作深五分之回旋术；身柱以强单刺术。此外手足三里、合谷、上巨虚、三阴交、悬钟、阳辅，二分至五分之强雀啄术；行间、申脉，以强单刺术。

灸疗——百会五壮，手三里七壮，通谷七壮（半米粒之小灸）。

本病要穴为百会、天柱、通谷。

二、脑贫血（古称晕厥，失神，类中等）

原因：由于大出血后胸腹之液体俄然减少，或消散而来，其他则为贫血，白血病，癌肿，脏躁，脑神经衰弱，大动脉瓣孔狭窄之并发症。

症候：以颜面苍白，耳鸣，心悸亢进，心窝苦闷，瞳孔狭小，呕吐为主征，加以神识朦胧，视野暗黑，皮肤知觉异常，间代性筋肉痉挛等症状。

疗法：（一）急性病者之用针，身柱、肩外、肩中、前顶、后顶、风池、手足三里、巨虚上廉、束骨、足窍阴、大敦、历兑，以强之单刺术，同时全身行以皮肤针。

（二）慢性病者之用针，胃俞、三焦俞、肓门、志室各二寸，以中等度之刺激，手足三里行单刺术①。

（三）急性病者之用灸，身柱、大椎、手足三里、历兑，小灸三五壮。

（四）慢性病者之用灸，身柱、胃俞、三焦俞，小灸五七壮。

【按】本病之要穴为身柱、胃俞、三焦俞、大敦等穴。

三、脑溢血（古称中腑，中脏，中风等）

原因：多见于四十岁以上之男子，脂肪多而身体矮短者（卒中质），尤易犯本病，其原因以脑动脉发生粟粒动脉病，最为频繁，又由于霉毒性血管内膜炎而发生，遗传亦为重要之原因。其他则因愤怒，努责，牛饮，马食，身体激动，大声呼叫而诱起，肾脏炎，萎缩肾，动脉硬化，大动脉闭锁不全，左心室肥大等，亦促其发生。

症候：本病往往见一定之前驱症，头搏动，眩晕，头痛，耳鸣，言语障碍，精神兴奋，肢部麻钝，或强直，数时间或数日间持续之后，而卒中发作。亦或有并无前驱症，夜间狭然发作而卒倒者，人事不省，皮肤知觉及反射消失，

---

① 术：原为"入"，据《近代针灸医学全书》改。

瞳孔散大，颜面潮红，脉大而紧，呼吸发齁①声，又间有颜面苍白，脉搏细小者，在高度之昏睡，则二便失禁，其持续之长短甚异，或数时间，或数日间。而在此发作时，有因心脏或呼吸麻痹而死者，苦幸而醒觉，则体温升腾，遂遗下缺落症状，而成为偏瘫，疾病日进，则手指屈曲，前膊亦屈曲，上膊向胸部内转，膊部筋肉短缩，即所谓半身不遂性姿势是也。

疗法：针疗——角孙、百会、前后囟，各行单刺术；天柱、风池，针五分行弱雀啄术；手足三里、曲池，针三分至五分，行弱雀啄术，后颈部可行皮肤针。

灸疗——翳风、风池、肩中、肩外、大椎、三里等，半米粒大之灸各七壮。

第四节　官能的神经疾患

一、癫痫

原因：遗传，又发于有其他神经疾患（脏躁，神经衰弱）之家族中，两亲之饮酒及梅毒，分娩困难，头部外伤，精神感动等，亦为本病之因，又鼻腔、咽头及耳内之茸肿，肠寄生虫，子宫转位，妊娠等，由于反射的发本病。

症候：本病分为三种：（一）重症，有种种一定之前驱症，发生知觉异常，幻视，耳鸣，嗳气，胸闷肠鸣，筋肉短缩，痉挛，皮肤苍白厥冷等现象，继乃癫痫发作。俄然卒倒，人事不省，瞳孔散大，全身痉挛强直，数秒间后，乃代以间代性痉，眼球回转，瞳孔缩小，门牙，口流泡沫，且咬伤其舌。发作之后，暂时昏睡，其发作之持续，约五

---

① 齁：原为“齁”，据《近代针灸医学全书》改。

至十分间，患者徐徐醒觉，其发作之回数，频疏不一，或一日数发，或一年发一二回。（二）轻症，以眩晕及轻度之失神为征，患者当谈话或游戏时，突然中止，一时失神，后乃醒觉，再继续其事业，又有当行路时，俄然神识亡失，尚继续步行，误入人家，或至非其目的地，后始醒觉。（三）类似症，患者神识亡失，或犯罪（例如放火杀人），醒觉后，全然不知，或一时精神强度兴奋，恐怖惊骇，以发作性而现出症状，又或突向前走，于前方或作环状旋转而不自知，其他则有俄然发汗之事。

疗法：针疗——百会、前后神囟、水沟、本神、风池，针三分，行强单刺术；大椎、身柱、天枢、手足三里，针二三分以雀啄术；行间、申脉、昆仑，行强单刺术。

灸疗——百会，半米粒大小灸十壮；申脉、厉兑，五壮。

二、脏躁（歇斯的里）

原因：多发于妇人，精神兴奋，失望，苦虑，为其主要之原因，其他不适当之教育，及生活，生殖器疾患，舞蹈病，烟酒滥用，慢性铅中毒，亦促发本病，又为遗传的，发于有官能的神经疾患之家族。

症候：本病发于诸般之精神机能障碍，其状态千差万别，今且录其紧要者如次：（一）精神变常性易兴奋，小事苦虑，或者反之，其性瘫钝，各事不问，又屡屡头痛，眩晕，耳鸣，失眠，全身倦怠，就业不能。（二）五官的障碍，视野缩小，色盲，弱视，黑视，耳鸣，重听，嗅觉及味觉障碍。（三）知觉障碍，皮肤知觉亡失，发于半侧或全身，又或知觉过敏，头痛，关节痛，卵巢痛，黏膜之知觉亦障碍，干咳，言语困难。（四）运动障碍，有麻痹、痉挛、挛缩三种之不同。发于麻痹者，偏瘫，单瘫，或截瘫（偏侧），声音嘶哑（喉头麻痹），咽下困难（咽头麻痹）；发于痉挛者，为脸眼，颜面（搐搦），舌唇及食道（歇斯的里球）之筋肉痉挛；其他则振颤，舞蹈，强硬①，并筋肉间代性痉挛及短缩。（五）脉管运动性及分泌障碍，皮肤潮红，唾液过多，排尿异常，其他则有喘息状态，心动急速，呃逆，肠鸣，鼓肠等，特可记者，为癫痫发作，此际绝叫呼啸，辗转反侧于床褥间，为诸般之妄想的运动，并角弓反张（歇斯的里弓）。

疗法：针疗——天柱、风池、手三里、曲池、涌泉等穴。

灸疗——风池、大杼、身柱各穴，如有妇科病时，宜加中、次、中髎，血海，三阴交等。

三、神经衰弱症

原因：精神过劳，焦心苦虑，烟酒滥用，手淫暴行，房事过度等，为其主因，又两亲为酒客及高龄，并酩酊大醉时交接，使其小儿得具有本病之原因，其他若重症伤寒，风湿梅毒，内脏下垂症，及生殖器疾患，亦为其诱因，又往往为肺痨之前驱症。

症候：其特征，为头内朦胧，头重，眩晕，耳鸣，眼火闪发，视力减退，心悸亢进，失眠易忘，就业不能，思考力减退，胃痛，食减或善饥。其他则有毛皮起蚁行感觉，眼手振颤等，又或四厥冷，头部充血，颜面潮红，胸现红斑，是则由于脉管运动性神经衰弱之现象。精神变状，屡为本病主征，患者陷于强迫感念，恐怖状态，每至广场或

---

① 硬：原为"梗"，据《近世针灸医学全书》改。

阈街，顿起恐怖而晕倒（恐场症），其他则肠鸣，鼓肠，便通不整，于轻度身体运动时，则胸闷，气促，心悸亢进，患者脊柱之一部或全部时觉疼痛，打拍之则激增（脊髓过敏）。视力障碍，易于疲劳，读书及阅报至于后页，则已忘其前。若病由手淫而来，则有早泄、遗精、阴痿等种种之疾苦（生殖器神经衰弱）。

疗法：

针疗——针天柱、风池、完骨，刺入五分，大椎、身柱，三分，肝、胆、脾、胃、三焦、大肠俞各一寸至二寸，手足三里、阳陵泉、三阴交各五分，均行弱雀啄术。

灸疗——风池、大椎、身柱、天枢、手足三里，以米粒三分之一大，各灸七壮。

实用针灸治疗学讲义终

新国医讲义教材　针科

中国医学自羲皇画卦，泄造物之化机，姬伯演辞，阐发人天之秘奥，后人均根据此，而各抒心得，相与发明，由砭石而针灸，按摩汤液。不过古时人民野朴，文化不开，习尚简单，是以砭石去锋去治疗疾病，考砭石即今所用的针灸也，可知针灸术为吾国医学之鼻祖。嗣后，自汉张仲景著《伤寒杂病论》而用汤液，因之世人见针灸术之难，经穴之不易明，即弃针灸而用汤液，使立起沉疴之针灸有退缩无进化，几至绝灭之境。然总因操术简单，经济于世，功效像大，使亡者得以存，危者得以安，故降至现在虽四五千年矣，而仍能衍一线之生命存在于世耳。

吾中医学之根基在针灸之科，吾中医学之精神，亦在针灸一科，以针灸最为神速，凡汤液所不及者及应治一切病症如霍乱、急痧、疔毒、暴厥、脐风、脑溢血、哮喘、胃病、肺痨等病，如针灸施之，其效应之如神，非西人所用之注射，所能梦见者也。昔扁鹊治虢太子之尸厥，取三阳五会之穴，是针也；用五分之慰，是用灸也。又狄梁公坠赘瘤子于顷刻，乃针灸之极盛时代。由是观之，针灸之术亦国医独有之神术，处今国民困穷财尽之时，以针灸治疗疾病最合经济之原则，望吾国医士不可视其沉没，要努力丞起提倡之，研究之，使针灸一术弥漫于各地，则将东必有放异彩于世界医学中也。针灸者，是使针之空气与灸之火气，由经穴中循而达漏源，以驱其邪，苦邪去则病自愈矣，不过病经若干穴，某穴主治某病，某穴宜深针，某穴宜浅针，又如春夏者阳气在上，人气亦在上，当浅刺之；秋冬者阳气在下，人气亦在下，当深刺之。

又云刺营者无伤卫，刺卫者无伤营，春宜针荥，夏宜针俞，秋宜合，冬宜井，因人身之经气，起伏之流行，实与四时气候应，故用针之法，不得不以四时为转移。经气伏者，刺之宜深，经气浮者刺之宜浅，肉多处刺之亦深，肉少处之宜浅。某经病宜某处穴刺之，如病在太阳者，即取太阳经穴治之，病在阳明者，即取阳明经穴治之，病在少阳者，即取少阳经穴治之，其余三阴经穴之治三阴亦如斯也。又如虚者补其母，实者泻其子，当先补之，然后泻之，不实不盛，以经取之，如肝实之病，用针泻少阳胆火，胆为肝之子，实则泻其子，肝虚之病，用针补太阴脾土，脾为肝之母，则补其母也。又顺之病，以逆治之，逆之病，以顺治之，等等，依此类推，变化无穷，临症之应用，只在随病而取穴，施用合法。无不立起沉疴，应如桴鼓者也。

因部取穴，尤当注意也，人身上部病多取手阳明经，中部病多取足太阴经，下部病多取足厥阴经，前膺病，多取足阳明经，后背病，多取足太阳经。

针科重要穴道

1. 上星：在鼻上中央，入前发际一寸，针三分，可治伤寒感冒，颜面充血，头痛，前额神经痛。

2. 囟会：在上星之后一寸陷中，针二分，可治目眩，脑贫血性头痛。

3. 前顶：在囟会后一寸五分，针二分，可治鼻膜炎，面部充血，脑充血。

4. 百会：在前顶后一寸五分，在顶之中央旋毛中，针三分，可治中风半身不遂。

5. 攒竹：在眉头之陷凹中，针一分，可治目痛，视觉衰弱。

6. 丝竹空：在眉头稍外端陷中，针三分，可治颜面神经麻痹，眼斜，眼吊。

7. 听会①：在耳珠微前陷中，张口得之，针三分，可治耳聋，耳鸣。

8. 听宫：在耳前小尖瓣下角面之中央，针三分，可治耳加答儿。

9. 耳门：在耳前肉峰下缺口外，针三分，可治齿痛，耳疮。

10. 翳风：在耳根后距耳约五分之陷凹处，按之通耳中，针三分，可治暴哑，瘰疬。

11. 水沟：在鼻下沟之正中，俗称人中，针三分，可治中风卒倒，口眼㖞斜。

12. 承浆：在下唇之下中央，陷中，针三分，可治齿神经痛，颜面浮肿。

13. 睛明：在目内眦角外一分，宛宛中，针一分半，可治目翳，网膜炎。

14. 迎香：在眼下一寸五分及鼻洼外五分，针二分，可治急性鼻加答兄，鼻孔闭塞。

15. 地仓：在口吻之旁四分，针三分，可治牙关不开，失音不语。

16. 瞳子髎：在目外眦之旁五分，针三分，可治目痛，泪出。

---

① 听会：原为"会听"，做穴名为"听会"，径改。

17. 颊车：在耳下一寸左右，曲颊上端近前陷中，针三分，可治全身不遂，口眼歪斜。

18. 廉泉：在颔下，结喉之上，中央陷中，针三分，可治气管支炎，喘息。

19. 天突：在甲状骨下二寸，陷中，针二分，可治扁桃腺炎，咽喉加答儿。

20. 中庭：在膻中下一寸六分，针三分，可治肺充血，食道狭窄。

21. 乳根：在乳之下一寸六分，针三分，可治乳腺炎，乳痈。

22. 中府：在乳头往上数至第三肋间，有动脉应手者是，针五分，可治肺急咳嗽。

23. 巨阙：在脐上六寸，针六分，可治胸满气痛，胃病。

24. 上脘：在脐上五寸，针八分，可治霍乱翻胃，呕吐，腹膜肠炎。

25. 中脘：在脐上四寸，针八分，可治消化不良，慢性胃加答儿。

26. 建里：在脐上三寸，针五分，可治水肿病。

27. 下脘：在脐上二寸，针八分，可治胃痉挛，肠加答儿。

28. 阴交：在脐下一寸，针八分，可治月经不顺，子宫内膜炎。

29. 气海：在脐下一寸五分，针一寸，可治诸塞症，妇女赤白带。

30. 石门：在脐下二寸，针六分，可治腹胀坚硬，水肿支满。

31. 关元：在脐下三寸，针八分，可治积冷诸虚百损，遗精白浊。

32. 天枢：在脐旁二寸，针五分，可治慢性胃肠病。

33. 水道：在天枢下三寸，针三分，可治膀胱加答儿，睾丸炎。

34. 归来：在水道下一寸，针五分，可治除阴茎神经痛，妇女经闭。

35. 气冲：在归来下一寸，针七分，可治阴痿，子宫寒冷。

36. 期门：在脐上六寸旁开三寸半，上直两乳，针四分，可治伤寒，泄泻。

37. 章门：在脐旁季肋之处，肘尖尽处，针六分，可治两肋积气如卵石，膨胀肠鸣。

38. 带脉：在脐旁八寸半，针八分，可治妇人小腹痛，里急后重。

39. 大椎：在第一胸椎之上，陷中，针五分，可治泻胸中热，及诸热气。

40. 陶道：在第一胸椎之下，垂头取之，针五分，可治间歇热，肺劳。

41. 身柱：在第三胸椎之下，针三分，可治腰背痛，癫痫狂走。

42. 灵台：在第六胸椎之下，针三分，可治气喘不能卧，风冷久咳。

43. 至阳：在第七胸椎之下，针五分，可治气喘，腰背神经痛。

44. 大杼：在第一胸椎之下，旁开一寸五分，陶道之旁，针三分，可治伤寒汗不出，项筋收缩。

45. 风门：在第二胸椎下旁开一寸五分，针五分，可治泻一身热气，气喘。

46. 肺俞：在第三胸椎之下，旁开一寸五分，身柱之旁，针三分，可治泻五脏之热，肺结核。

47. 心俞：在第五胸椎之下，旁开一寸五分，神道之旁，针五分，可治心内膜炎，胃出血。

48. 膈俞：在第七胸椎之下，旁开一寸五分，至阳之旁，针三分，可治心脏内外膜炎，心脏肥大。

49. 肝俞：在第九胸椎之下，旁开寸半，针三分，可治泻五脏之热，肋间神经痛。

50. 胆俞：在第十胸椎之下，旁开一寸五分，针三分，可治发热，恶寒，头痛。

51. 脾俞：在第十一胸椎之下，旁开一寸五分，针三分，可治泻五脏之热，胃痉挛。

52. 胃俞：在第十二胸椎之下，旁开一寸五分，针三分，可治胃癌，胃加答儿。

53. 膏肓：在第四胸椎之下，去脊三寸，针三分，可治百病，肺结核。

54. 命门：在第十四椎之下，平脐，针三分，可治肾虚腰痛，赤白带下。

55. 阳关：在第十六椎之下，针五分，可治膝关节炎，不可屈伸。

56. 腰俞：在尾闾骨之上部，二十一椎之下，针三分，可治腰背神经痛，不得俯仰。

57. 长强：在尾闾骨端五分之处，肛门之上，针三分，可治腰脊强急不可俯仰。

144　58. 三焦俞：在第一腰椎下（十三椎）去脊一寸五分，

针五分，可治胃痉挛，食欲减退。

59. 肾俞：在第二腰椎下（十四椎）去脊一寸五分，与脐平，针三分气可治泻五脏之热，虚劳痨羸瘦。

60. 大肠俞：在第四腰椎之下（第十六椎），去脊一寸五分，针三分，可治脊柱筋筋挛，腰椎神经痛。

61. 小肠俞：在荐骨上部（十八椎之下）去脊一寸五分，针三分，可治肠加答儿，膀疝痛。

62. 膀胱俞：在第十九椎下，去脊一寸五分，针三分，可治膀胱加答儿，遗尿。

63. 白环俞：在第二十一椎之下，去脊一寸五分，针三分，可治荐骨神经病及痉挛，肛门诸筋痉挛。

64. 志室：在第十四椎之下，去脊三寸，肾俞之旁一寸五分，针五分，可治梦遗失精，阴具神经病。

65. 上髎：在第十八椎下，去脊一寸，针三分，可治便秘，尿闭，呕吐。

66. 次髎：在第十九椎下，去脊一寸少，针三分，可治便秘，尿闭，呕吐。

67. 中髎：在二十椎之下，去脊一寸少，针三分，可治便秘，尿闭，呕吐。

68. 下髎：在第二十一椎之下，侠脊陷中，针六分，可治便秘，尿闭，子宫内膜炎。

69. 会阴：在尾闾骨下部之旁侧，相去五分，陷中，针四分，可治肠加答儿，肠出血。

70. 肩井：在肩上陷中针四分，可治腰痛，颈项部痉挛。

71. 巨骨：在肩端之上，锁骨与肩胛骨之间，陷中，针三分，可治小儿搐搦，下齿神经痛。

72. 肩髃：在肩尖下寸许，罅陷中，举臂有空陷，针六分，可治中风，偏风，半身不遂。

73. 尺泽：在肘中约纹之上，屈肘筋骨罅陷中，针三分，可治肺结核，咯血。

74. 列缺：在腕侧一寸五分，以两手之大食二指之虎口交叉，食指尽处，筋骨罅中，针二分，可治偏风，口眼㖞斜。

75. 经渠：在腕后五分，寸口脉中，针二分至三分，可治伤寒热病汗不出。

76. 太渊：在寸口前横纹上，陷中，针二分，可治偏正头痛，肘痛。

77. 少商：在大指之内侧，去爪甲二三分，针一分，可治小儿乳蛾，急慢惊风。

78. 曲泽：在肘内廉下之陷凹中，尺泽之内侧，针三分，可治心脏炎，气管支加答儿。

79. 郗门：在掌后五寸，针五分，可治胃出血，衄血。

80. 间使：在掌后正中线三寸，针三分，可治伤寒结胸，心脏炎。

81. 内关：在掌后正中线二寸，针五分，可治一切胃病，心脏炎。

82. 大陵：在掌后两筋间横纹中，针三分，可治心脏炎，心外膜炎。

83. 劳宫：在掌心，以中指无名指屈拳掌中，在二指之尖之间，针二分，可治血压亢进，血管硬化。

84. 中冲：在中指之端，去爪甲约二分，针二分，可治热病汗不出，头痛如破。

85. 少海：在肘内廉去肘端五分，陷中，针三分，可

146

治癫痫羊鸣，呕吐涎沫。

86. 灵道：在腕侧后一寸五分，针三分，可治心内膜炎，心痛。

87. 通里：在腕侧后一寸，针三分，可治头痛，眩晕。

88. 阴郄：在掌后五分，针三分，可治心痛，盗汗。

89. 神门：在掌后豆骨之端，陷中，针三分，可治癫痫，痴呆。

90. 少府：在小指本节后骨缝陷中，针二分，可治偏坠，小便不利。

91. 少冲：在小指之内侧，去爪甲约二分，针一分，可治热病后衰弱。

92. 曲池：在肘外上膊骨下端之小头，与桡骨上端小头之关节部，针五分，可治上膊神经痛，肩胛神经痛。

93. 太溪：在内踝后，跟骨上，动脉陷中，针三分，可治热病汗不出，四肢厥冷。

94. 然谷：在内踝前之高骨下，针三分，可治泻肾脏之热，咽喉炎。

95. 涌泉：在足心陷中，针三分，可治尸厥面黑，喘嗽有血。

96. 环跳：在大转子中，并两足而立，腰下部有凹陷处是也，针一寸二分，可治坐骨神经痛，冷风湿痹不仁。

97. 风市：在膝上外廉两筋中，针五分，可治腿膝无力，脚气。

98. 阳陵泉：在膝下一寸外尖骨前之陷凹处，针六分，可治伤风半身不遂，足膝冷痹不仁。

99. 阳辅：在外踝之上四寸，针三分，可治腰痛，膝关节炎。

100. 悬钟：在外踝上三寸，针五分，可治脚气，肋膜炎。

101. 丘墟：在外踝下微前陷中，针五分，可治肋膜炎，呼吸困难。

102. 窍阴：在第四趾外侧爪甲角，针一分，可治肋膜炎，心脏肥大。

103. 阴市：在膝上三寸，针三分，可治腰部、大腿部、膝盖部冷却及麻痹。

104. 足三里：在膝下三寸，去胻骨体前缘一寸，钟五分，可治泻胃中之热，消化不良。

105. 丰隆：在外踝上八寸，针三分，可治肋膜炎，肝脏炎。

106. 冲阳：在内庭之上五寸，足部最高之庭，针三分，可治偏风面肿，颜面神经麻痹。

107. 内庭：在次趾中趾之间脚叉缝尽处之陷凹中，针二分，可治经痛，胃痛。

108. 厉兑：在足次趾外侧爪甲角约二分，针一分，可治肝脏炎，消化不良。

109. 委中：在当膝腘窝之正中，针一寸五分，可治泻四肢之热，大风眉发脱落。

110. 承山：在委中下八寸，针七分，可治限局性痉挛，痔疾。

111. 昆仑：在外踝后五分，陷中，针三分，可治头痛，晕眩。

112. 申脉：在外踝下五分，陷中，针三分，可治头痛，晕眩。

114. 金门：在申脉之前一寸少，骨下陷中，针三分，可治霍乱转筋，尸厥，癫痫。

　　114. 至阴：在小趾外侧去爪甲约二分，针一分，可治妇人横产手先出，服药不效。

（针科终）